BEI GRIN MACHT SICH IHR WISSEN BEZAHLT

AF515205

- Wir veröffentlichen Ihre Hausarbeit, Bachelor- und Masterarbeit

- Ihr eigenes eBook und Buch - weltweit in allen wichtigen Shops

- Verdienen Sie an jedem Verkauf

Jetzt bei www.GRIN.com hochladen und kostenlos publizieren

GRIN

Philip Mantler

Entwicklung eines Rückenschulkonzepts für Kinder im Grundschulalter und die Möglichkeiten seiner Integration in das Schulprogramm

GRIN Verlag

Bibliografische Information der Deutschen Nationalbibliothek:

Die Deutsche Bibliothek verzeichnet diese Publikation in der Deutschen Nationalbibliografie; detaillierte bibliografische Daten sind im Internet über http://dnb.d-nb.de/ abrufbar.

Dieses Werk sowie alle darin enthaltenen einzelnen Beiträge und Abbildungen sind urheberrechtlich geschützt. Jede Verwertung, die nicht ausdrücklich vom Urheberrechtsschutz zugelassen ist, bedarf der vorherigen Zustimmung des Verlages. Das gilt insbesondere für Vervielfältigungen, Bearbeitungen, Übersetzungen, Mikroverfilmungen, Auswertungen durch Datenbanken und für die Einspeicherung und Verarbeitung in elektronische Systeme. Alle Rechte, auch die des auszugsweisen Nachdrucks, der fotomechanischen Wiedergabe (einschließlich Mikrokopie) sowie der Auswertung durch Datenbanken oder ähnliche Einrichtungen, vorbehalten.

Impressum:

Copyright © 2006 GRIN Verlag GmbH
Druck und Bindung: Books on Demand GmbH, Norderstedt Germany
ISBN: 978-3-640-69699-4

Dieses Buch bei GRIN:

http://www.grin.com/de/e-book/156401/entwicklung-eines-rueckenschulkonzepts-fuer-kinder-im-grundschulalter-und

GRIN - Your knowledge has value

Der GRIN Verlag publiziert seit 1998 wissenschaftliche Arbeiten von Studenten, Hochschullehrern und anderen Akademikern als eBook und gedrucktes Buch. Die Verlagswebsite www.grin.com ist die ideale Plattform zur Veröffentlichung von Hausarbeiten, Abschlussarbeiten, wissenschaftlichen Aufsätzen, Dissertationen und Fachbüchern.

Besuchen Sie uns im Internet:

http://www.grin.com/

http://www.facebook.com/grincom

http://www.twitter.com/grin_com

1. Einleitung und Problemstellung

Mit zunehmender Technologisierung und Medialisierung der heutigen Gesellschaft nehmen vielfältige Mangel- und Gesundheitsprobleme im Kindesalter rapide zu. Langes Sitzen in der Schule und passive Unterhaltungsmöglichkeiten in der Freizeit mit steigendem Computer- und Fernsehkonsum haben mangelnde Bewegung zur Folge, die sich in Fitnessmängeln, Koordinationsschwächen und Haltungsproblemen niederschlagen (vgl. Deutscher Bundestag, Expertenanhörung zum Schulsport, 2000).
Gesundheits- wie gesellschaftspolitisch lassen die bereits vorhandenen Haltungsschäden in Verbindung mit Bewegungsmangel im Grundschulalter eine weitere Kostenexplosion im Gesundheitssystem erwarten, wenn beginnende gesundheitliche Fehlstellungen und -entwicklungen im Kindesalter zu manifesten Gesundheitsschäden im Erwachsenenalter führen.

Dies macht den Einsatz gezielter Interventionsmaßnahmen im Bereich der Primärprävention im Kindesalter notwendig. Die Wichtigkeit der Bewegung im Kindesalter ist einerseits zu begründen mit dem im Kindesalter natürlich vorhandenen hohen Bewegungsdrang. Dem gegenüber stehen andererseits die negativen Auswirkungen von Bewegungsmangel auf körperliche Gesundheit und Haltung, die Bewegung im Kindesalter notwendig machen (vgl. BREITHECKER, Präventivkonzept der Bundesarbeitsgemeinschaft für Haltungs- und Bewegungsförderung e.V., 2004, S. 3). Weiterhin kommt Bewegungsmangel und Haltungsschäden im Kindesalter auch eine hohe volkswirtschaftliche negative Bedeutung zu, wenn Kinder als zukünftige Leistungsträger aufgrund manifestierter Erkrankungen im Erwachsenenalter gesellschaftliche Aufgaben nicht mehr erfüllen können (vgl. BREITHECKER, Präventivkonzept der Bundesarbeitsgemeinschaft für Haltungs- und Bewegungsförderung e.V., 2004, S. 2).

Durch ein auf Kinder abgestimmtes regelmäßiges Bewegungstraining kann bereits frühzeitig etwaigen im Erwachsenenalter auftretenden Haltungsschäden vorgebeugt und somit Rückenprobleme vermieden werden (vgl. auch hierzu wissenschaftlichen Fachartikel aus medizinischem Online-Magazin „medizin.de“, 2005, http://medizin.de/gesundheit/deutsch/1440.htm).

Anhand einer auf Grundschulkinder abgestimmten Rückenschule und Integration von rückenfreundlichem Verhalten in den Schulalltag wird eine Möglichkeit gegeben, rechtzeitig Haltungsschäden vorzubeugen.

2. Zielsetzung der Thematik

2.1 Ziel des Rückenschulkonzepts

Das Ziel des Rückenschulkonzepts ist eine ganzheitliche Integration von Rückenschule und rückenfreundlichem Verhalten an der Grundschule. Dies soll primär in den Handlungsfeldern „Schulraum“ und „Unterricht“ umgesetzt werden. Dabei erfolgt zunächst eine Anlaufphase durch ein fünfwöchiges Rückenschulprogramm und im weiteren Verlauf die feste Integration von Elementen des Rückenschulprogramms in die Handlungsfelder der Grundschule.

Mithilfe einer speziell auf Grundschüler abgestimmten Rückenschule mit Einbindung in das Schulprogramm soll Gesundheitsförderung und Prävention bereits im Kindesalter verankert werden. Primärpräventiven Maßnahmen an einer Grundschule kommt dabei eine maßgebliche Rolle zu, da über das Setting Schule alle Kinder für eine Rückenschule erreicht werden können. Dadurch kann auch insbesondere sozial benachteiligten Kindern der Zugang zu Prävention eröffnet werden (vgl. MORSCH/ PAPATHANASSIOU, Konzepte und Strategien der Prävention: Setting-Ansatz, BA 2005, S. 102). Neben der einzelnen Maßnahme eines fünfwöchigen Rückenschulprogramms kann ihre Nachhaltigkeit durch die Integration von Rückenschule und rückenfreundlichem Verhalten in das Schulprogramm der Grundschule gesteigert werden.

2.2 Gesellschaftspolitische Zielstellung des Rückenschulkonzepts

Veränderte Sozialisationsbedingungen und ein verändertes Bewegungsverhalten der heutigen Kindergeneration vertiefen die Problematik des Gesundheitszustands von Kindern und haben hohe gesellschaftspolitische Relevanz. Neben der Notwendigkeit der Durchführung gezielter Interventionsmaßnahmen an einer Grundschule müssen weiterführend die gesamten Lebensbedingungen der Kinder mitbetrachtet werden. Einfließend dazu kann nach Zimmer und Hunger (aus ZIROLI, 2006, S. 77) folgende Feststellung zu den Lebensbedingungen der Kinder angeführt werden: „Der steigende Medieneinfluss, die zunehmende Motorisierung und Technisierung der Alltagswelt tragen immer mehr dazu bei, dass sich die Bewegungs- und Spielerfahrung weiter einschränken.“

Daraus wird deutlich, dass sich die Schulen als Lern- und Lebensort der Kinder aktiv mit der Thematik Bewegung auseinandersetzen müssen. Dies kann im Bereich der Kinderrückenschule dadurch realisiert werden, dass Rückenschulkonzepte als Interventionsmaßnahmen weiterführend und damit nachhaltig an Grundschulen verankert werden. Im weiteren Verlauf könnten diese beispielsweise auf Landesebene nach der Leitidee der „bewegten Schule" als Modelle bzw. Multiplikatoren für andere Grundschulen dienen.

2.3 Finanzierung des Rückenschulkonzepts

Die Finanzierung des Rückenschulkonzepts teilt sich in zwei Phasen auf. In der ersten Phase soll ein fünfwöchiges Rückenschulprogramm von einem externen auf Rückenschule spezialisierten Bewegungsanbieter durchgeführt werden, und die Bezuschussung bzw. Finanzierung der Rückenschule durch die Krankenkasse erfolgen. In der zweiten Phase sollen die Kosten für die Integrationsmaßnahmen von Elementen der Rückenschule in die Grundschule durch Schul-Sponsoren für das Rückenschulkonzept getragen werden.

3. Gegenwärtiger Kenntnisstand

3.1 Allgemeine epidemiologische Daten

Nach Angaben der Bundeszentrale für gesundheitliche Aufklärung sind bundesweit bei 40 bis 60% aller Kinder Haltungsschwächen bzw. -schäden zu verzeichnen. Weitere Schätzungen ergeben, dass 5 bis 17% aller Kinder und Jugendlichen in Deutschland an Übergewicht leiden und 1 bis 8% Adipositas aufweisen (vgl. BZGA Pressemitteilung, Hintergrundinformation Situation der Kindergesundheit in Deutschland, 2006).

Generell sind aktuelle detaillierte Studien zum Gesundheitszustand von Kindern und Jugendlichen noch nicht ausreichend vorhanden, so dass sich das Datenmaterial auf allgemeine Feststellungen und Rückschlüsse über den Gesundheitszustand von Kindern beschränkt.
Anhand eines von der Bundeszentrale für gesundheitliche Aufklärung durchgeführten Workshops aus dem Jahre 1996 konnten Analyseergebnisse zum Gesundheitszustand von Kindern im Alter von 6 bis 10 Jahren festgehalten werden. Dabei waren im Bereich der motorischen Fähigkeiten Kraft, Ausdauer und Koordination deutliche Defizite festzustellen. Weitere häufige Erscheinungsformen waren sowohl aufgetretenes Über- als auch Untergewicht. Außerdem konnten auch im psychischen Bereich Konzentrationsstörungen festgestellt werden, was mit mangelnder körperlicher Leistungsfähigkeit in Verbindung gebracht werden kann (vgl. BZGA Konzepte, Gesundheit für Kinder und Jugendliche, 2001). Die jüngste Gesundheitsstudie des Robert-Koch-Instituts vom September 2006 zeichnet ein besorgniserregendes Bild von körperlichen und seelischen Defiziten bei wachsenden Minderheiten von Kindern (vgl. Robert-Koch-Institut, Symposium zur Studie zur Gesundheit von Kindern und Jugendlichen in Deutschland, 25.09.2006).
Als weiterführende Folge der verminderten körperlichen Leistungsfähigkeit der Kinder kann die erhöhte Unfallgefahr in Heim und Freizeit angeführt werden. Nach einer Untersuchung der Bundesarbeitsgemeinschaft (BAG) „Mehr Sicherheit für Kinder" e.V. aus dem Jahre 2005 war die häufigste Unfallursache von Kindern mit 45,4% durch körperliche Unachtsamkeit wie z.B. Stolpern und Ausrutschen festzustellen (vgl. BAG, Informationsmappe 2005: Für Lehrerinnen, Lehrer und andere Multiplikatoren).

Professor Bös stellte in einer Studie von 2002, in der in sechs Bundesländern 1500 Grundschüler untersucht wurden, fest, dass bereits jedes zweite Schulkind über gesundheitliche Beschwerden klagt (vgl. BÖS, Gründungskongress Plattform Ernährung und Bewegung, 2004, S. 2). Begründet werden kann dies insbesondere durch das lange Sitzverhalten der Kinder in Verbindung mit mangelnder Bewegung. Hier wurde in einer Befragung von 1000 Grundschülern im Alter von 6 bis 10 Jahren, die ihr Bewegungsverhalten in einem Zeitraum von sieben Tagen dokumentieren sollten, festgestellt, dass ein Grundschulkind im Durchschnitt täglich neun Stunden sitzt, neun Stunden liegt, fünf Stunden steht und sich eine Stunde bewegt, wovon nur circa 15 bis 30 Minuten intensive Bewegung darstellen (vgl. BÖS, Gründungskongress Plattform Ernährung und Bewegung, 2004, S. 1).

3.2 Positive Wirksamkeit einer Rückenschule

Da gegenwärtig wissenschaftlich fundierte Daten über eine positive Wirksamkeit von Rückenschule nur in geringem Maße vorhanden sind, stützt sich die Darlegung der Wirksamkeit im nachfolgenden im Wesentlichen auf eine Studie und ein Gutachten sowie eigene Erfahrungen mit der Anwendung von Rückenschulmaßnahmen in verschiedenen Kölner Schulen im Jahr 2005.

Anhand durchgeführter Studien des Instituts für Gesundheitsmanagement in Hamburg konnte eine positive Wirksamkeit von Rückenschule festgestellt werden. In 17 randomisierten kontrollierten Studien zur Wirksamkeit von Rückenschulprogrammen konnte dabei in 9 Studien (Studie Berquist-Ullmann & Larsson 1977, Studie Härkäpää et al. 1992, Studie Hurri 1989, Studie Linton et al. 1992, Studie Moffett et al. 1996, Studie Morrison 1998, Studie Nentwig & Ullrich 1990, Studie Postachini et al. 1988, Studie Walter et al. 2002) eine positive Wirksamkeit festgestellt werden (vgl. FLOTHOW, S. 3, aus BdR e.V., 2003).
Nach einem Gutachten des Sachverständigenrates für die Konzertierte Aktion im Gesundheitswesen aus dem Jahre 2000/2001 konnte eine weitere positive Effektivität von Rückenschule im primärpräventiven Bereich festgestellt werden. Grundlage für die positive Effektivitätsbewertung der primärpräventiven Rückenschule war unter anderem die wissenschaftlich belegte Aussage, dass regelmäßige sportliche Aktivität

Rückenschmerzen vorbeugen kann (vgl. Sachverständigenrat für die Konzertierte Aktion im Gesundheitswesen, 2000/2001, S. 38, aus Institute of Medicine, 2001).

3.3 Studie eines Rückenschulprojekts für Kinder

Im Folgenden soll eine Studie über ein Rückenschulkonzept für Kinder, welches die Wirksamkeit von Rückenschule im Kindesalter belegt, dargestellt werden und als Begründung für den Interventionsbedarf im Bereich Rückenschule im Kindesalter herangezogen werden.

Als exemplarisches Rückenschulkonzept für Kinder soll das durchgeführte Pilotprojekt „Bewegtes Sitzen im Schulunterricht“ an der Betty-Reis-Gesamtschule in Wassenberg in Nordrhein-Westfalen dargestellt werden. Das Projekt wurde vom 30.11.1994 bis 31.5.1995 durchgeführt. Das Ziel des Rückenschulkonzepts bestand in der Integration einer kindgerechten Rückenschule in den Schulunterricht und in der Überprüfung der Effektivität der Rückenschule auf die Körperhaltung.
Das Rückenschulkonzept wurde dabei unter der Berücksichtigung affektiv-emotionaler Aspekte in die Kategorien „Rückenschulprojekt“, „Motivation“, „Spaß“, „Körperbewusstsein“, „Entspannung“, „Selbstbewusstsein“, „Gruppe“, „Eigeninitiative“ und „Sport/Freizeit“ unterteilt und daraufhin untersucht. Eine weitere Aussageerhöhung ergab sich aus dem Vergleich zweier unterschiedlicher Klassen. Dabei erhielten die Klassen „A und B“ einen Sportunterricht mit rückenfreundlichen Aufwärmübungen, die Klasse „C“ erhielt regulären Sportunterricht. Im Folgenden sollen die Kategorien „Rückenschulprojekt“ und „Körperbewusstsein“ näher dargestellt werden.

3.3.1 Kategorie „Rückenschulprojekt“

Grundlage für die Ergebnisse war die Auswertung von Fragebögen, die an Eltern, Schüler und Lehrer ausgeteilt wurden. In der Kategorie „Rückenschulprojekt“ lautete eine Fragestellung an die Eltern, wie sie die Sitzhaltung ihrer Kinder beurteilen würden.

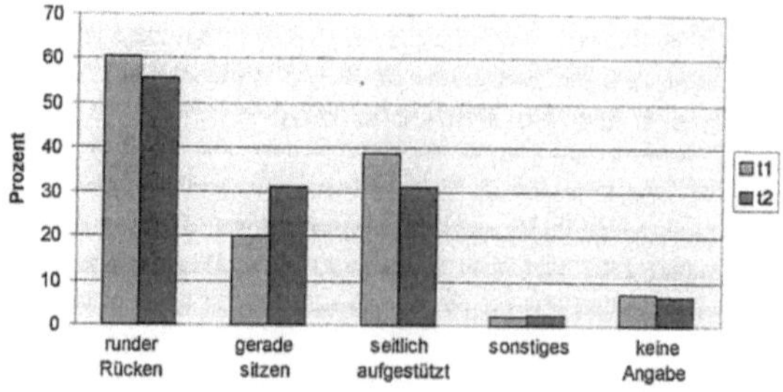

Abb. 1: Sitzhaltungen der Schüler (vgl. RADEMACHER, 2001, S. 36)

Als Interventionseffekte des Rückenschulprojekts können die Abnahme des runden Rückens beim Sitzen sowie die Zunahme des Geradesitzens genannt werden. Während vor Projektbeginn (t1) noch 60,3% der Schulkinder mit rundem Rücken saßen, waren es am Projektende (t2) 55,5%. Der Anteil der Schüler, die mit geradem Rücken saßen, stieg von 19,9% bei Projektbeginn auf 31,1% zum Projektende hin.

Eine weitere Fragestellung in der Kategorie „Rückenschulprojekt" war die Beurteilung erlebter Körpergefühlsänderungen bei den Schülern durch das Projekt. Die Klassen „A und B" wurden der Vergleichsklasse „ C" gegenübergestellt.

n (t2) [%]	**ja**	**nein**	**beides**	**keine Angabe**
Klasse A und B	**48,3**	39,7	5,2	6,9
Klasse C	14,3	**78,6**	0,0	7,1

Abb. 2: Verbesserung des Körpergefühls der Schüler durch das Projekt und die rückenfreundlichen Aufwärmübungen (vgl. RADEMACHER, 2001, S. 40)

Bei 48,3% der Schüler aus den Klassen „A und B", die zusätzlich rückenfreundliche Aufwärmübungen im regulären Sportunterricht durchgeführt hatten, ergab sich eine Verbesserung des Körpergefühls, während sich nur bei 14,3% aus der Vergleichsklasse „C" mit regulärem Sportunterricht ähnliche Hinweise finden ließen.

In der Frage von Bewusstseinseinstellungen bzw. Überzeugungen der Schüler hinsichtlich Prophylaxe, Vermeidung zukünftiger Rückenschmerzen und rückenfreundlichen Verhaltensänderungen konnten zu Projektende in der Kategorie „Rückenschulprojekt" signifikante Änderungen der Klassen „A und B" im Vergleich zu Klasse „C" festgestellt werden.

n (t2) [%]	Frage	ja	nein	beides	k. A.
Klasse A und B	f)	79,3	8,6	8,6	3,4
	g)	**79,3**	12,1	3,4	5,2
	h)	77,6	15,5	3,4	3,4
Klasse C	f)	64,3	25,0	3,6	7,1
	g)	**57,1**	25,0	10,7	7,1
	h)	71,4	14,3	7,1	7,1

Abb. 3: Überzeugungen der Schüler hinsichtlich Prophylaxe (f), Vermeidung zukünftiger Rückenschmerzen (g) und rückenfreundlicher Verhaltensänderungen (h) zu Projektende (vgl. RADEMACHER, 2001, S. 41)

3.3.2 Kategorie „Körperbewusstsein"

Die Beurteilung bezüglich der Beachtung der eigenen Körperhaltung nach Aussagen der Schüler zu Projektende zeigte in den Klassen „A und B" im Vergleich zu Klasse „C" deutliche Unterschiede auf. Zu Projektbeginn glaubten 47,5% der Schüler der Klassen „A und B", auf ihre Körperhaltung zu achten, 71,4% der Klasse „C" hingegen achteten selten auf die eigene Haltung.

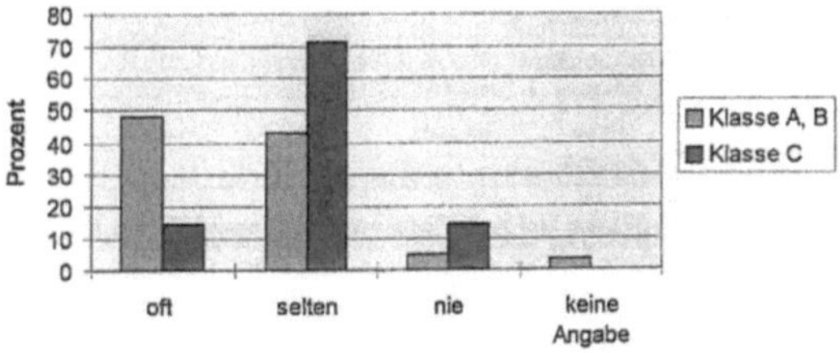

Abb. 4: Beachtung der eigenen Körperhaltung nach Aussagen der Schüler zu Projektende (vgl. RADEMACHER, 2001, S. 49)

Die Fragestellung nach der Eigenverantwortlichkeit für Rücken und Gesundheit, Prävention von Rückenschmerzen und zur Verhaltensänderung beim Heben, Sitzen und Tragen zeigte ein weiteres positiveres Ergebnis in den Klassen „A und B" im Vergleich zu Klasse „C" an. Demnach gaben über 77% der Klassen „A und B" nach Projektende an, dass sie selbst etwas für ihren Rücken und ihre Gesundheit tun konnten, später keine oder wenig Rückenschmerzen haben würden und ihr falsches Verhalten mit Heben, Bücken, Sitzen und Tragen ändern konnten.

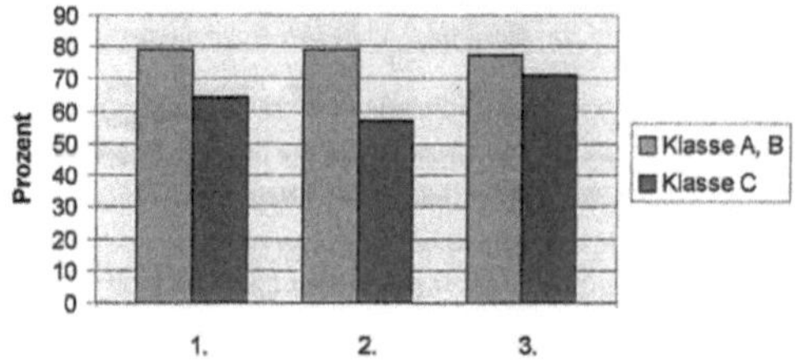

Abb. 5: Verhaltensänderungen der Schüler (1. Eigenverantwortlichkeit für Rücken und Gesundheit, 2. Prävention von Rückenschmerzen, 3. Verhaltensänderung mit Heben, Sitzen und Tragen) (vgl. RADEMACHER, 2001, S. 53)

3.3.3 Zusammenfassung

Die durchgeführten systematischen Beobachtungen belegen die Wirksamkeit von Interventionsmaßnahmen im Bereich der Rückenschule und verdeutlichen die Sinnhaftigkeit eines Rückenschulkonzepts im Setting Schule. Die positiven Ergebnisse der durchgeführten Rückenschule an der Gesamtschule können dabei plausiblerweise auch auf eine Grundschule übertragen werden.

Die allgemeine Verbesserung der Körperhaltung sämtlicher Schüler im Projektverlauf verdeutlicht den Erfolg des Rückenschulprojektes. Die zusätzlichen rückenfreundlichen Aufwärmübungen im regulären Sportunterricht der Klassen „A und B" haben den positiven Effekt im Vergleich zu Klasse „C" noch erhöht. Daraus kann die Notwendigkeit der weiterführenden Integration von Rückenschule über das Projekt hinaus abgeleitet werden. Ein sinnvolles Rückenschulkonzept sollte sich demnach nicht nur auf ein Projekt beschränken, sondern Rückenschulen ganzheitlich in das Schulleben integrieren, um dadurch einen noch größeren Interventionserfolg zu gewährleisten.

4. Methodik der Erarbeitung

Das Rückenschulkonzept für Kinder im Grundschulalter soll in zwei Phasen aufgeteilt werden, um Rückenschule und rückenfreundliches Verhalten ganzheitlich in die Grundschule integrieren zu können. Die erste Phase als Anlaufphase für das Rückenschulkonzept dient dazu, die Grundschüler und mitbeteiligten Lehrer für Rückenschule zu sensibilisieren. Darauf aufbauend ist es Grundlage für die spätere Integration von rückenfreundlichem Verhalten an der Grundschule. In der zweiten Phase soll der Ablauf der Integration von Rückenschule und rückenfreundlichem Verhalten in den Schulalltag näher dargestellt werden.

4.1 Erste Phase – Anlaufphase

In der ersten Phase soll ein fünfwöchiges Rückenschulprogramm durch einen externen auf Rückenschule spezialisierten Bewegungsanbieter an der Grundschule erfolgen und durch die Krankenkasse bezuschusst werden.

4.1.1 Gewinnung der Krankenkasse als Kooperationspartner

Vor Beginn der Durchführung muss zunächst die Krankenkasse als Kooperationspartner für das fünfwöchige Rückenschulprogramm gewonnen werden, um die Bezuschussung der Rückenschule zu gewährleisten. Auf Grundlage des Paragraphen 20 Absatz 1 SGB V ist die Möglichkeit von Seiten der gesetzlichen Krankenkasse gegeben, primärpräventive Maßnahmen im Setting Schule zu fördern (vgl. IKK-Bundesverband, Leitfaden Prävention, 2006, S. 5).

4.1.2 Anbieterqualifikation für Durchführung des Rückenschulprogramms

Um das Rückenschulprogramm fachgerecht umsetzen zu können, muss eine entsprechende Anbieterqualifikation von Seiten des verantwortlichen Kursleiters vorhanden sein. Für die Förderung durch die gesetzliche Krankenkasse nach Paragraph 20 Absatz 1 SGB V kann das fünfwöchige Rückenschulprogramm dabei von Fachkräften mit einer staatlich anerkannten Ausbildung im Bereich der Bewegung durchgeführt werden wie z.B. durch einen Diplom-Sportwissenschaftler mit Kenntnissen im Bereich Gesundheit bzw. Gesundheitssport (vgl. IKK-Bundesverband, Leitfaden Prävention, 2006, S. 30).

4.1.3 Vorgehensweise

Die Vorstellung des fünfwöchigen Rückenschulprogramms durch einen externen auf Rückenschule spezialisierten Fachanbieter soll in Form eines Informationsabends an der Grundschule erfolgen, zu dem Lehrer, Eltern und Schüler eingeladen werden. Um das Interesse aller beteiligten Personengruppen für das Rückenschulprogramm zu gewinnen, sollte der Nutzen von Rückenschule mit Blick auf die einzelnen Zielgruppen herausgestellt werden. Eine Begründung für den Nutzen von Rückenschule könnte einerseits sein, dass gesunde und leistungsfähige Kinder einen wertvollen Beitrag zu ihrer eigenen gesundheitlichen Prävention leisten. Gesunde und eigenaktive Kinder könnten wiederum für Lehrer zu einem angenehmeren und effektiverem Unterrichtsklima beitragen und Eltern in der Gesundheitserziehung ihrer Kinder ergänzen und entlasten.

Das Rückenschulprogramm soll exemplarisch in einer Klasse der vierten Jahrgangsstufe durchgeführt werden und in der später nachfolgenden zweiten Phase in die gesamte Grundschule integriert werden. Weiterhin soll die Evidenz der Rückenschule durch eine Situationsanalyse in Form einer Ist-Analyse durch eine körperlich-orthopädische Untersuchung zum Gesundheitszustand erfolgen. Dadurch kann bei einer Erhebung die Nachhaltigkeit jeweils vor und nach Projektbeginn der durchgeführten Rückenschule festgestellt werden. Zusätzlich soll für die Grundschüler ein subjektiver Fragebogen über ihr Bewegungs- und Rückenverhalten vor Projektbeginn ausgegeben werden.

Die Finanzierung des Rückenschulprogramms soll zum Großteil durch die ortsansässige gesetzliche Krankenkasse getragen werden. Über die Kooperation mit einem externen Bewegungsanbieter ist dabei die Möglichkeit gegeben, die Teilnahmekosten für die Grundschulkinder nach Paragraph 20 SGB V abzurechnen.

4.2 Zweite Phase – Integrationsphase

In der zweiten Phase werden Elemente der zuvor fünfwöchig durchgeführten Rückenschule fest in die Handlungsfelder „Schulraum“ und „Unterricht“ integriert. Die Finanzierung für die Integrationsmaßnahmen soll durch einen gewonnenen Schul-Sponsor getragen werden.

4.2.1 Vorbereitende Maßnahmen für die Umsetzung der integrativen Maßnahmen in die Grundschule

Für die Umsetzung der Integration rücken- und bewegungsfreundlicher Elemente und Verhaltensweisen in die Grundschule müssen im ersten Schritt entsprechende vorbereitende organisatorische Maßnahmen getroffen werden, um das Konzept nachhaltig im Schulprogramm zu verankern.

Im ersten Schritt muss die Idee der Integration von Rückenschule und Bewegung den Lehrern vorgestellt werden und die Eltern und Schüler über die Bedeutung von rücken- und bewegungsförderndem Verhalten informiert werden. Mit Partizipation der Lehrer und Eltern werden dadurch aus Betroffenen Beteiligte.

Durch eine schulinterne Fortbildungsveranstaltung für die Lehrer in Form einer Einführungsveranstaltung über das Rückenschulkonzept soll für die Thematik Rückenschule sensibilisiert werden und die Lehrer als Multiplikatoren begeistert werden. Dies könnte einerseits dadurch erreicht werden, dass die positiven Effekte von rückenfreundlichem Verhalten in Verbindung mit Bewegung herausgestellt werden. Andererseits könnte ein stärkerer Bezug der Lehrer zu Rückenschule dadurch hergestellt werden, dass Arbeitsgruppen zur Erarbeitung der Bewegungsinhalte gebildet werden und die gesundheitsförderlichen Verhaltensweisen bewusst umgesetzt werden wie z.B. mit Bewegungsübungen in Lehrerkonferenzen (vgl. KLEINDIENST-CACHAY/TEUBERT/THIEL, 2006, S. 51). Unter den Lehrern spielen in bedeutender Weise die Sportlehrer eine gewichtige Rolle, da sie die Idee der Integration von Rückenschule und Bewegung in die Grundschule aufgrund ihrer bereits vorhandenen Fachkompetenz zusätzlich stärken und unterstützen können. Hier könnte neben der Ebene des Schulleiters den Sportlehrern lehrerintern eine Schlüsselrolle zukommen, die Lehrerkollegen für das Konzept noch stärker zu mobilisieren (vgl. KLEINDIENST-CACHAY/TEUBERT/THIEL, 2006, S. 52).

Eltern und Schüler sollten von Anfang an in den Prozess der Integration der Rückenschule in das Schulprogramm mit eingebunden werden, so dass das Integrationskonzept gemeinschaftlich getragen wird und somit durch Beteiligung aller Akteure zum Erfolg führen kann. Eine erste Information über das Vorhaben kann in Form eines Elterninformationsabends für Eltern erfolgen, indem die Eltern über die positiven Auswirkungen von Rückenschule und unterstützender Bewegung aufgeklärt werden. Neben der fachlichen theoretischen Information könnten im Anschluss daran Rückenschulübungen mit Kräftigung und Entspannung mit in den Informationsabend fließen, um die Eltern für die Thematik der Rückenschule noch stärker zu sensibilisieren (vgl. KOTTMANN/KÜPPER/PACK, 2005, S. 66ff).

In einer Schulversammlung könnten die Grundschüler über das Vorhaben der Integration von Rückenschule in das Schulprogramm informiert werden. Hier könnten sie als Beteiligte mit dem positiv Erlebten aus der bereits durchgeführten fünfwöchigen Rückenschule der ersten Phase zusätzlichen Rückhalt für die Idee der Integration von Rückenschule in die Grundschule bieten und ihre Motivation auf ihre Eltern und die Lehrer übertragen.

4.2.2 Finanzierung durch Schul-Sponsoring

Nach der Grundinformation über Idee und Chancen der Rückenschule in der Grundschule muss die Finanzierung geklärt werden und an einen fördernden Schul-Sponsor herangetreten werden. Schul-Sponsoring birgt eine realistische Möglichkeit, finanzielle und sachliche Ressourcen für Projekte über das reguläre Schulprogramm hinaus zu schaffen und somit im Einklang zwischen Schul-Sponsor und Schule Schulentwicklungsimpulse und neue Ideen maßgeblich zu fördern (vgl. Ministerium für Schule, Wissenschaft und Forschung des Landes Nordrhein-Westfalen, Leitfaden Schul-Sponsoring, 2002, S. 2).

Eine abgestimmte und unter den Beteiligten geklärte Sponsoring-Strategie in Form einer Sponsoring-Konzeption vermittelt potentiellen Schul-Sponsoren die Zielsetzung der Integration der rücken- und bewegungsförderlichen Maßnahmen in der Grundschule und erläutert ihren Sinn in Gestalt eines Wirksamkeitsnachweises. Eine Evaluation soll anhand des körperlich-orthopädischen Untersuchungsbogens in der ersten Phase jeweils vor und nach der Integration der rücken- und bewegungsförderlichen Maßnahmen in die Grundschule erfolgen. Die Nachuntersuchung an allen Grundschulkindern erfolgt sechs Monate nach der ersten Messung, um eingetretene positive Effekte festzustellen und zu messen. Die Finanzierung soll vom Schul-Sponsor in Form eines Einmal-Sponsorings in einem begrenzten Zeitraum von sechs Monaten gesichert werden (vgl. Ministerium für Schule, Wissenschaft und Forschung des Landes Nordrhein-Westfalen, Leitfaden Schul-Sponsoring, 2002, S. 4).

In einer Vorbereitungsphase sollten sowohl Lehrer als auch Eltern für die Idee des Schul-Sponsorings gewonnen werden. Dies könnte durch Gründung eines gemeinnützigen Fördervereins realisiert werden, der sich aus Lehrern und Eltern zusammensetzt und der die Rückenschule als wichtigen Baustein der gesamten Schulentwickung begreift. Eine Sponsoring-Steuergruppe innerhalb des

Schulfördervereins sollte die möglichen Integrationsmaßnahmen strukturieren und die für die Umsetzung der Maßnahmen an der Grundschule geschaffenen Arbeitsgruppen übergeordnet koordinieren.

Für den Erfolg des Schul-Sponsorings ist eine abgestimmte Kommunikationskultur aller im Förderverein beteiligten Lehrer und Eltern gegenüber dem Schul-Sponsor maßgeblich. Nach dem Prinzip „Leistung und Gegenleistung" sollte der Schul-Sponsor als Geldgeber erwähnt werden und in Pressemitteilungen aufgeführt werden (vgl. hierzu auch Bundesarbeitsgemeinschaft *SCHULE*WIRTSCHAFT/Themenfeld Schulsponsoring, http://www.schule-wirtschaft.de/die_themenfelder/themen-schulsponsoring/themen-schulsponsoring5/themen-schulsponsoring5.htm).

4.2.3 Vorgehensweise

Ist ein Schul-Sponsor gefunden worden, müssen im weiteren Verlauf die rückenfreundlichen Maßnahmen aktiv in den Handlungsfeldern „Schulraum" und „Unterricht" integriert werden. Die Maßnahmen im Handlungsfeld „Schulraum" können der Verhältnisprävention, die Maßnahmen im Handlungsfeld „Unterricht" der Verhaltensprävention zugeordnet werden.

Die Umsetzung von primärpräventiven Maßnahmen im Handlungsfeld „Schulraum" sollte sowohl auf dem Schulgelände als auch in den Klassenräumen und den Verbindungswegen mit Fluren erfolgen. Die primärpräventiven Maßnahmen im Handlungsfeld „Unterricht" sollen Elemente der vorausgegangenen fünfwöchigen Rückenschule enthalten und im Klassen- und Sportunterricht integriert werden (vgl. KOTTMANN/KÜPPER/PACK, 2005, S. 28ff). Durch aus Lehrer, Eltern und Schüler gebildete Arbeitsgruppen können die initiierten gesundheitsförderlichen Maßnahmen an der Grundschule konkret umgesetzt werden.

5. Ergebnisdarstellung

5.1 Erste Phase – Anlaufphase

Im Folgenden wird das fünfwöchige Rückenschulprogramm, das exemplarisch in einer Klasse der vierten Jahrgangsstufe durchgeführt werden soll, in seiner Ablauforganisation dargestellt.

Das Rückenschulprogramm wird in fünf Einheiten abgehalten, die jeweils wöchentlich in einem Zeitrahmen von 1,5 Stunden durchgeführt werden. Die ersten vier Rückenschuleinheiten erfolgen in den Räumlichkeiten der Grundschulturnhalle, die letzte Einheit abschließend im Klassenzimmer. Hier sollen die Eigenverantwortlichkeit und Eigenaktivität der Grundschüler für ihre Gesundheit mit einer rückenbewussten Körperhaltung durch eine spielerische Wissensabfrage in Form eines Rückenschulrätsels gefördert werden. Alle Einheiten der Rückenschule beinhalten neben der praktischen Wissensvermittlung zur Wirbelsäule und zu rückengerechten Verhaltensweisen jeweils einen Bewegungsschwerpunkt mit den motorischen Fähigkeiten Kraft, Koordination und Beweglichkeit. Den Abschluss jeder Rückenschuleinheit bildet ein kurzes Entspannungsprogramm.

Zur besseren Übersicht werden die einzelnen Einheiten in ihrer Ablauforganisation mit ihrem jeweiligen Lernziel tabellarisch dargestellt.

Die erste Rückenschuleinheit führt in die Thematik der Rückenschule ein und beinhaltet neben der praktischen Wissensvermittlung zum Aufbau der Wirbelsäule und des rückengerechten Liegens den Schwerpunkt der motorischen Fähigkeit Koordination. Abschließend sollen Atemübungen mit Ruhebild im Liegen die Einheit ausklingen lassen.

Tab. 1: Erste Rückenschuleinheit (Lernziel: Einführung in die Thematik der Rückenschule, Erlernen des Grundaufbaus der Wirbelsäule und des richtigen Liegens, Schulung der motorischen Fähigkeit Koordination und Erlernen der Entspannungstechnik mit Ruhebild)

Zeit	Inhalte
10 Minuten	Aufwärmen (kleine Spiele): • „Kettenfangen“ • „Elefantenspiel“
10 Minuten	Einführung in die Thematik der Rückenschule und Grundaufbau der Wirbelsäule: • Epidemiologie Haltungsschwächen/-schäden Kinder • Positiver Nutzen der Rückenschule durch Präventionsbeitrag • Erläuterung des Grundaufbaus der Wirbelsäule mit LWS, BWS und HWS
20 Minuten	Schulung der Koordination: • Durchführung verschiedener Schrittkombinationen auf Vierfeldertafel (Variation: Wettbewerb durch 2 Mannschaften mit Durchführung einer bestimmten Schrittkombination; zu zweit und jeweils im Wechsel Imitation der Schrittkombination des Partners)
15 Minuten	Wiederholung des Grundaufbaus der Wirbelsäule und Demonstration des richtigen Liegens: • Entlastende Wirkung des Liegens auf Bandscheiben und Muskulatur (Möglichkeit der Entlastung gegenüber dem Sitzen) • Rückenfreundliche Formen des Liegens im Schlafen (Rückenlage mit Stufenlagerung bandscheibenentlastend; Bauchlage mit Unterlagerung eines flachen Polsters unter Bauch und angewinkeltem Bein; Seitenlage mit Unterlagerung eines flachen Polsters unter Taille und zwischen Beine)
20 Minuten	Wiederholung der Schrittkombinationen und Gleichgewichts- und Koordinationsübungen: • Einbeinstand 10 Sekunden (Variation: Durchführung mit geschlossenen Augen) • Abwechselndes Heben eines Armes und Beines auf Sitzball (ohne Fallen)

15 Minuten	Atemübungen mit Ruhebild (im Liegen): • Bewusstes Ein- und Ausatmen, Unterscheidung Bauch- von Brustatmung • Verbindung der Atmung mit individuellem Ruhebild

(modifiziert nach FISCHER/KEMPF, 1994, S. 90ff)

In der zweiten Rückenschuleinheit soll der Schwerpunkt die Schulung der motorischen Fähigkeit Kraft beinhalten. Zusätzlich sollen weitere praktische Lernziele das Erlernen des rückengerechten Stehens darstellen und neben einer Wiederholung des Grundaufbaus der Wirbelsäule und des richtigen Liegens die verschiedenen Bewegungsrichtungen der Wirbelsäule kennengelernt werden. Den Abschluss der Einheit bildet die Partnermassage.

Tab. 2: Zweite Rückenschuleinheit (Lernziel: Erlernen der Rotationsbewegungen der Wirbelsäule, Erlernen des rückengerechten Stehens, Schulung der motorischen Fähigkeit Kraft und Erlernen der Igelballmassage)

Zeit	Inhalte
10 Minuten	Aufwärmen (kleine Spiele): • „Kettenfangen" • „Brückenfangen"
10 Minuten	Wiederholung des richtigen Liegens und des Grundaufbaus der Wirbelsäule aus erster Einheit und Erlernen der Bewegungsrichtungen der Wirbelsäule: • Flexion/Extension, Seitneigung und Rotation als Bewegungsmöglichkeiten der Wirbelsäule
30 Minuten	Krafttraining an Stationen (Parcours) und Haltungsschulung: • Jeweils zu zweit mit abwechselnder Kräftigung am Gerät, Wechsel zum nächsten Gerät nach 3 Minuten (nach Kommando) • Stationen (*Station 1:* Sitzball mit Therabändern zur Kräftigung der Arme und Schultern; *Station 2:* Ausrichtung einer geraden Körperhaltung jeweils im Schneidersitz und Vierfüßlerstand, Korrektur durch Partner;

	Station 3: Kräftigung der Bauchmuskulatur durch Sit-Ups auf Matte; *Station 4:* Ausrichtung einer geraden Körperhaltung jeweils im Schneidersitz und Vierfüßlerstand, Korrektur durch Partner (Hilfsgerät Stab); *Station 5:* Kräftigung der Brust und des Rückens an Sprossenwand mit Fixierten Therabändern; *Station 6:* Rumpfheben und Diagonalzug (in Bauchlage)
10 Minuten	Wiederholung der Rotationsbewegungen der Wirbelsäule und Erlernen des rückengerechten Stehens: • Entlastungshaltungen im Stand (Stehen mit Rücken an Wand; Abstützen des Oberkörpers auf Tisch) • Erläuterung der passiven und aktiven Haltung im Stand
15 Minuten	Wiederholung der Krafttrainingsübungen
15 Minuten	Massage: • Igelballmassage mit Partner (Wechsel) in Bauchlage

(modifiziert nach FISCHER/KEMPF, 1994, S. 97)

Die dritte Rückenschuleinheit hat ihren Schwerpunkt in der Schulung der motorischen Fähigkeit Beweglichkeit. Lernziele sollen das rückengerechte Bücken, Heben und Tragen sein und eine Phantasiereise im Liegen den Ausklang der Einheit bilden. Die Inhalte aus den ersten beiden Rückenschuleinheiten mit Grundaufbau und Rotationsbewegungen der Wirbelsäule sowie dem rückengerechten Liegen und Stehen werden wiederholt.

Tab. 3: Dritte Rückenschuleinheit (Lernziel: Erlernen des rückengerechten Bückens, Hebens und Tragens, Schulung der motorischen Fähigkeit Beweglichkeit und Durchführung einer Körperreise)

Zeit	Inhalte
10 Minuten	Aufwärmen (kleine Spiele): • „Kettenfangen“ • „Ballticken“

10 Minuten	Wiederholung der Inhalte der ersten und zweiten Einheit: • Rückengerechtes Liegen und Stehen • Grundaufbau und Rotationsbewegungen der Wirbelsäule
10 Minuten	Erlernen des rückengerechten Bückens, Hebens und Tragens: • Unterscheidung im Heben eines leichten und schweren Gegenstandes (Gerader Rücken beim Aufheben eines Gegenstandes; Schrittstellung bei Aufheben eines leichten Gegenstandes, hüftbreit frontal bei Aufheben eines schweren Gegenstandes; Winkel Ober- zu Unterschenkel beim Bücken maximal 90 Grad) • Rückengerechtes Tragen eines Gegenstandes (Tragen mit aufrechtem Oberkörper nahe am Körper; symmetrisches Verteilen der Lasten)
20 Minuten	Beweglichkeitstraining (Stabhürde): • Überspringen unterschiedlicher Höhen einer Stabhürde (Variation: in zwei Mannschaften gegeneinander) • Krabbeln unter unterschiedliche Höhen einer Stabhürde (Variation: in zwei Mannschaften gegeneinander)
15 Minuten	Wiederholung des rückengerechten Bückens, Hebens und Tragens mit Partner: • Durchführung der rückengerechten Verhaltensweisen, Korrektur durch Partner mit anschließendem Wechsel (Variation: Im Spiegelbild zueinander gleichzeitiges Aufheben eines Gegenstandes)
10 Minuten	Wiederholung des Beweglichkeitstrainings (Stabhürde): • Überspringen zweier Stabhürden auf gleicher Höhe in Mannschaften gegeneinander (2 Durchgänge)
15 Minuten	Körperreise (im Liegen): • Geführte Körperwahrnehmung mit Konzentration auf einzelne Körperteile mit Einbezug der Atmung

(modifiziert nach FISCHER/KEMPF, 1994, S. 98ff)

In der vierten Rückenschuleinheit sollen die geschulten motorischen Fähigkeiten Koordination, Kraft und Beweglichkeit miteinander verknüpft werden. Die Inhalte aus den ersten drei Einheiten mit Grundaufbau und Rotationsbewegungen der Wirbelsäule und dem rückengerechten Liegen, Stehen und Bücken, Heben und Tragen werden wiederholt. Die Rückenschuleinheit wird mit einer Phantasiereise beendet.

Tab. 4: Vierte Rückenschuleinheit (Lernziel: Wiederholung der geschulten motorischen Fähigkeiten Koordination, Kraft und Beweglichkeit und aller erlernten rückengerechten Verhaltensweisen, Durchführung einer Phantasiereise)

Zeit	Inhalte
10 Minuten	Aufwärmen (kleine Spiele): • „Kettenfangen“ • „Eisfangen“
20 Minuten	Wiederholung der Inhalte der ersten drei Einheiten: • Rückengerechtes Liegen, Stehen und Bücken, Heben und Tragen • Grundaufbau und Rotationsbewegungen der Wirbelsäule
30 Minuten	Wiederholung der motorischen Fähigkeiten Koordination, Kraft und Beweglichkeit in kombiniertem Gelände-Parcours mit Stationen: • *Station 1 (Koordination):* Durchführung einer vorgegebenen Schrittkombination auf Vierfeldertafel • *Station 2 (Beweglichkeit):* Balancieren auf Turnbank und Seil auf Boden • *Station 3 (Kraft):* Kräftigung der Arme und Schultern auf Sitzball mit Therabändern • *Station 4 (Beweglichkeit):* Übersteigen einer Stabhürde ohne Berührung • *Station 5 (Koordination):* Durchführung einer vorgegebenen Schrittkombination auf Vierfeldertafel • *Station 6 (Kraft):* Kräftigung der Brust und des Rückens an Sprossenwand mit fixierten Therabändern • *Station 7 (Beweglichkeit):* Krabbeln unter Stabhürde ohne Berührung

	• *Station 8 (Kraft):* 1.) Kräftigung der Bauchmuskulatur (Sit-Ups) 2.) Kräftigung der unteren Rückenmuskulatur (Rumpfheben in Bauchlage)
5 Minuten	Haltungsschulung (Wiederholung): • Ausrichtung einer geraden Körperhaltung jeweils im Schneidersitz und Vierfüßlerstand, Korrektur durch Partner (Hilfsgerät Stab)
10 Minuten	Kleine Spiele: • „Brückenfangen“ • „Tunnelbauen“
15 Minuten	Phantasiereise (im Liegen): • Förderung der Imagination und Schaffung einer angenehmen Atmosphäre durch kindgerechte Erzählung einer Phantasiegeschichte • Bewusster Einsatz der Atmung

Die fünfte Einheit stellt den Abschluss des fünfwöchigen Rückenschulprogramms dar. Die Durchführung erfolgt im Klassenzimmer mit einer Wissensabfrage zur Überprüfung der gelernten Inhalte mit Anatomie der Wirbelsäule und den rückengerechten Verhaltensweisen. Nach der Wissensabfrage in Form eines Rückenschulrätsels und anschließender praktischer Überprüfung des rückengerechten Aufhebens eines Gegenstandes vom Boden sollen praktische Tipps zur Kräftigung und Entspannung im Klassenzimmer gegeben werden. Eine Kurzentspannung auf dem Stuhl in Form der progressiven Muskelrelaxation schließt die fünfte Rückenschuleinheit ab.

Tab. 5: Fünfte Rückenschuleinheit (Lernziel/Inhalte: Erlernen von kurzen Kräftigungs- und Entspannungsübungen zur Durchführung im Klassenzimmer, Wissensabfrage anhand Rückenschulrätsel und praktischem Test über rückengerechtes Aufheben eines Gegenstandes, Übungsreihe zum richtigen Sitzen im Klassenzimmer, PR-Kurzentspannung auf Stuhl)

Zeit	Inhalte
15 Minuten	1. Teil Wissensabfrage (theoretisch): • Schriftliche Abfrage anhand eines Rückenschulrätsels (Grundaufbau Wirbelsäule, Rotationsbewegungen Wirbelsäule, rückengerechte Verhaltensweisen)

20 Minuten	<u>2. Teil Wissensabfrage (praktisch):</u> • Rückengerechtes Aufheben eines Gegenstandes vom Boden (Prüfung jeden Schülers)
20 Minuten	<u>Kleine Übungsreihe „Richtiges Sitzen im Klassenzimmer“:</u> • Hinweise zum geraden Sitzen (- Füße fest auf Boden und leicht nach außen gedreht - nach außen gerichtete Beine - nach vorne gekipptes Becken - aufgerichtetes Brustbein - Hals und Kopf in einer Linie mit Wirbelsäule) • Übungsreihe „richtiges Sitzen im Klassenzimmer“ (- *1. Sitzmöglichkeit:* Rückenfreies Sitzen; Variationen: Rückenlehne hinter Körper und Rücken von Lehne lösen, Rückenlehne seitlich vom Körper und Rückenlehne vor Körper mit abgestützten Armen auf Lehne - *2. Sitzmöglichkeit:* Angelehntes Sitzen mit durchgestrecktem Rücken (Führen des Gesäßes nach vorne, Durchstrecken des Rückens mit auf Lehne abgestützter BWS und Beckenkippung nach vorne, Führen der Arme über Kopf nach oben in Verlängerung der Wirbelsäule)
20 Minuten	<u>Kurze Kräftigungs-/Entspannungsübungen als praktische Tipps zur eigenen Durchführung:</u> • Alle Übungen mit jeweils 2 Durchgängen, 1 Durchgang 10-15 Sekunden • *1. Übung:* Kräftigung Schultergürtel durch Auseinanderziehen der Hände vor Körper in isometrischer Muskelanspannung • *2. Übung:* Kräftigung Nacken seitlich und hinten in isometrischer Muskelanspannung • *3. Übung:* Dehnung Nacken seitlich und hinten • *4. Übung:* Mobilisationsübung der Wirbelsäule mit Fassung der Hände über Kopf und Strecken der Wirbelsäule nach oben

	• *5. Übung:* Mobilisationsübung des Beckens und der LWS durch Beckenkippung nach vorne und zurück • *6. Übung:* Dehnung der Brustmuskulatur durch Fassung der Arme hinter Körper, Rückführen der Arme und Anheben des Kinns
15 Minuten	PR-Kurzentspannung auf Stuhl: • Jeweils für eine Muskelgruppe 7 Sekunden Anspannungszeit mit nachfolgender Entspannungsphase von 30 Sekunden (2 Durchgänge) • *PR Hände und Arme:* Strecken der Arme nach unten seitlich vom Körper mit Ballung zur Faust und Anspannung der Unter- und Oberarme • *PR Rücken:* Ziehen der Hände vorne an Stuhlkante mit aufgerichtetem Rücken • *PR Schulter:* Hochziehen der Schultern zu den Ohren • *PR Bauch:* Einziehen des Bauches • *PR Beine und Gesäß:* Drücken der Fersen gegen Stuhlbeine (von innen nach außen)

(modifiziert nach LEHMANN, 1998, S. 82ff)

5.2 Zweite Phase – Integrationsphase

Nach der Anlaufphase mit dem fünfwöchigen Rückenschulprogramm erfolgt in der nachfolgenden zweiten Phase die Integration von Rückenschule und rückenfreundlichem Verhalten in die Grundschule in den Handlungsfeldern „Schulraum" und „Unterricht".

Die Evaluation erfolgt durch den bereits dargestellten körperlich-orthopädischen Untersuchungsbogen aus der ersten Phase und wird jeweils vor und nach der Integrationsphase erhoben. In dem an der Sponsoring-Konzeption ausgerichteten Zeitraum von sechs Monaten sollten wesentliche Effekte der integrierten Maßnahmen festgestellt werden können. Die Untersuchung aller Grundschüler wird vom gesamten Sportlehrerkollegium durchgeführt und begleitet.

Vor Beginn der Integration der einzelnen gesundheitsförderlichen Maßnahmen ist es notwendig, die Arbeitsgruppen fest zu etablieren, um sämtliche geplante Aktivitäten zu strukturieren und zu koordinieren. Übergeordnet soll die aus zwei ausgewählten Lehrern, zwei Elternteilen und dem Schulleiter bestehende Sponsoring-Steuergruppe die langfristige Zielsetzung der Integration von Rückenschule und rückenfreundlichem Verhalten in das Schulprogramm kontrollieren und die Ziele der einzelnen Arbeitsgruppen gemäß der übergeordneten Zielsetzung koordinieren und in regelmäßigen Abständen evaluieren. Die Arbeitsgruppen bestehen jeweils aus drei das Lehrerkollegium vertretenden Lehrkräften, einem Sportlehrer, zwei Elternteilen und zwei Grundschulkindern.

Im weiteren Verlauf sollen die einzelnen Maßnahmen mit den Arbeitgruppen in den Handlungsfeldern „Schulraum" und „Unterricht" zunächst in ihrer Ablauforganisation tabellarisch dargestellt und im Anschluss daran erläutert werden. Da Rückenschule in direktem Zusammenhang mit Bewegung gesehen werden kann, werden die nachfolgend aufgeführten Maßnahmen immer in Verbindung mit bewegungsförderlichen Aktivitäten beschrieben. Da Spannung im Sinne körperlicher Aktivität immer entsprechende entspannende Mechanismen zur Schaffung einer inneren Balance benötigt, soll ergänzend zu den rücken- und bewegungsförderlichen Aktivitäten Entspannung zusätzlich beschrieben werden (vgl. FISCHER/KEMPF, 1994, S. 29f).

5.2.1 Arbeitsgruppen im Handlungsfeld „Schulraum"

Das Handlungsfeld „Schulraum" soll in die drei Bereiche der rückenfreundlichen Gestaltung von den Klassenräumen, dem Schulgelände mit Schulhof und den Verbindungswegen und Fluren aufgeteilt werden und wird in der Planung und Strukturierung von drei Arbeitsgruppen geleitet.

5.2.1.1 Darstellung der integrativen Maßnahmen zur rücken- und bewegungsfreundlichen Gestaltung der Klassenräume

Die Arbeitsgruppe zur rücken- und bewegungsfreundlichen Gestaltung der Klassenräume soll in erster Linie arbeitsplatzergonomische Verhältnisse mit rückenfreundlichen Sitzmöglichkeiten schaffen, entsprechende Anreize zu körperlicher Bewegung mit Bewegungszonen in Klassenräumen schaffen und ein bewegungs- und rückenfreundliches Ambiente herstellen.

Tab. 6: Maßnahmen der Integration von rücken- und bewegungsförderlichen Verhaltensweisen in den Klassenraum

Sitzmobiliar/Arbeitsplatzergonomie	Bewegungs-/Ruhezonen	Rückenfreundliches Ambiente
• Sitzbälle • Verschiedene Sitzmöglichkeiten (z.B. Rückensitzlehne seitlich, vorne und in normaler Position mit freiem Rücken) • Stehpult • Sitzkeile für dynamisches Sitzen • Höheneinstellbare Stühle und Tische für die individuelle Anpassung der Sitzhöhe und Schaffung einer optimalen Arbeitsplatzergonomie	• Sitzbälle und Matten • Bewegungsmaterialien (z.B. Therabänder, Stäbe) • Entspannungsmaterialien (z.B. Igelbälle)	• Kindgerechte Informationsartikel zum Thema Rücken und Gesundheit • Bewegungsposter mit Anleitungen zur selbständigen Übungsdurchführung • Wirbelsäulenmodell

Die Maßnahmen zur rücken- und bewegungsfreundlichen Gestaltung des Klassenraums stellen eine wichtige Basis für tägliche rückenfreundliche Verhaltensweisen der Grundschüler dar und leisten einen bedeutenden Beitrag im Bereich der Verhältnisprävention. Da Kinder einen Großteil ihrer Schulzeit sitzend verbringen, spielt insbesondere das rückengerechte Sitzen im Klassenzimmer eine bedeutende Rolle.

Durch aktiv-dynamisches Sitzen mit Sitzbällen, Sitzkeilen und den verschiedenen Sitzmöglichkeiten auf dem Klassenzimmerstuhl kann die Wirbelsäule entlastet werden und die daran beteiligten Strukturen mit Bandscheiben, Wirbelkörpern, Muskeln, Sehnen und Bändern dadurch in ihrem physiologischen Gleichgewicht gehalten werden. Weiterhin kann durch aufrechtes aktives Sitzen die Konzentrationsfähigkeit gesteigert werden, die bei einseitiger Sitzbelastung aufgrund fehlender Reize auf das neuromuskuläre System verringert ist. (vgl. Bundesarbeitsgemeinschaft für Haltungs- und Bewegungsförderung e.V., 2004, S. 9).

Bewegungszonen im Klassenraum sollen zu Bewegungspausen zwischen den Schulstunden animieren und für Ausgleich zum Sitzen sorgen. Der kontinuierliche Wechsel zwischen Be- und Entlastung durch Bewegungspausen spielt dabei im Grundschulalter eine übergeordnete Rolle, da in diesem Alter noch ein erhöhtes Bedürfnis für Bewegung gemäß der natürlichen Reifungsprozesse besteht (vgl. Bundesarbeitsgemeinschaft für Haltungs- und Bewegungsförderung e.V., 2004, S. 13). Entspannungsbereiche im Klassenzimmer in Form von Ruhezonen können zur

Stressregulation im Schulalltag beitragen und stellen einen Ausgleichmechanismus zur Bewegung dar.

Durch die Auseinandersetzung der Grundschulkinder mit der Thematik Rücken und Gesundheit in Form eines Wirbelsäulenmodells in der Klasse, animierende kindgerechte Informationsartikel und ein Bewegungsposter für die selbständige Durchführung von Rückenkräftigungsübungen sollen die Kinder über den Grundschulalltag hinaus für die Bedeutung rückenfreundlicher Verhaltensweisen sensibilisiert werden.

5.2.1.2 Darstellung der integrativen Maßnahmen zur rücken- und bewegungsfreundlichen Gestaltung des Schulgeländes mit Schulhof

Die Aufgabe für die Arbeitsgruppe zur rücken- und bewegungsfreundlichen Gestaltung des Schulgeländes mit Schulhof besteht darin, ein Ambiente auf dem Schulgelände zu schaffen, das zu Bewegung und spielerischen Formen einlädt (vgl. KOTTMANN/KÜPPER/PACK, 2005, S. 52). Hierfür sollten die Grundschulkinder eine Umgebung vorfinden, die ein Wohlempfinden hervorruft und sie zu rücken- und bewegungsfreundlichen Verhaltensweisen animiert.

Tab. 7: Maßnahmen der Integration von rücken- und bewegungsförderlichen Verhaltensweisen in den Schulhof (Schulgelände)

Bereiche der Integration	Maßnahmen
BEWEGUNGS-/SPIELZONEN	• Laufzonen für kleine Spiele auf festem Untergrund (z.B. Lauf-, Fang und Ballspiele) • Spiellandschaften mit Bepflanzungen und Steinen zur Abgrenzung • Feststehende Geräte als multifunktionelle Bewegungsgeräte anhand eines Bewegungsparcours (zusätzliche Bereitstellung von Kleingeräten) • Aufgemalte Vierfeldertafeln und Hüpfekästchen
RUHEZONEN	• Erholungsoasen: Einrichtung von Nischen und ungestörten Plätzen (Schaffung durch Begrünung und Bepflanzung, Nutzen von Sträuchern und Bäumen)
ORT FÜR SOZIALE KONTAKTE UND INFORMATIONEN	• Rückengerechte Sitzmöglichkeiten ohne Rückenlehne in Kreisform (witterungsfeste Sitze in unterschiedlicher Höhe für rückenschonendes Sitzen) als Treffpunkt für Gespräche

	• Witterungsfeste Tische für Pausenbrotzeiten • Wissensvermittlung über Rücken und Gesundheit anhand Informationspinnwand

(Tab. modifiziert nach WINKLER, 1999, S. 3 und KOTTMANN/KÜPPER/PACK, 2005, S. 52)

Da die Integration von rückenfreundlichen Verhaltensweisen in den Schulhof in ihrer Umsetzung schwierig ist, soll in nachfolgender Erläuterung vermehrt auf die Integration bewegungsfördernder Elemente eingegangen werden, die in direktem Zusammenhang mit rückenförderlichen Elementen gesehen werden können.

Einer bewegungsfreundlichen Gestaltung des Schulhofs kommt eine besondere Bedeutung zu, da Kinder in den großen wie auch kleinen Unterrichtspausen den Raum für Bewegung suchen, um ihrem Drang und Bedürfnis nach Bewegung nachzukommen. In ihrer Funktion stellt die Pause einen wichtigen Zeitraum dar, in der der Schüler sowohl körperlichen als auch psychischen Ausgleich bezüglich der Schulanforderungen finden soll. Sie dient weiterhin der Erholung des Organismus, um für den weiteren Schulalltag leistungsfähig zu bleiben (vgl. DIENERT, 2003, S. 4).

Dem hohen Bewegungsdrang und –bedürfnis der Kinder soll in erster Linie durch geschaffene Bewegungs- und Spielzonen Rechnung getragen werden. Hier soll zwischen gemeinschaftlichen Spielen in Form von Lauf- und Fangspielen für das Training des Herz-Kreislaufsystems und einzelnen Bewegungsaktivitäten durch feststehende multifunktionelle Geräte unterschieden werden. Um Grundschulkinder für Bewegungsaktivitäten zu mobilisieren und zu motivieren, müssen entsprechende Rahmenbedingungen geschaffen werden, in denen ein Wohlempfinden der Kinder hervorgerufen wird. Dies kann durch Gestaltung mit Spiellandschaften und eingesetzter Begrünung durch Pflanzen, Bäume und Naturmaterialien mit Steinen maßgeblich gefördert werden. Als Begründung kann die Wichtigkeit der kindlichen Erfahrung mit vielfältigen positiven Umwelteinflüssen durch die Nähe zur Natur angeführt werden (vgl. DIENERT, 2003, S. 6).

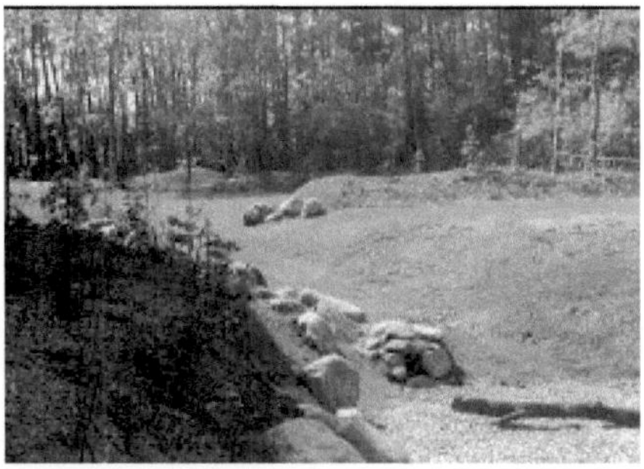

Abb. 6: Begrünter Pausenhof in Hügellandschaft (vgl. WINKLER, 1999, S. 6)

Mittels feststehender Multifunktionsgeräte wie einer Vierfeldertafel oder einer Balancierstange und bereitgestellten Kleingeräten wie Therabändern oder Stäben sollen Elemente des fünfwöchigen Rückenschulprogramms dauerhaft in den Schulalltag integriert werden. Durch einen angeordneten Bewegungsparcours werden die motorischen Fähigkeiten Koordination, Beweglichkeit und Kraft integriert, während Stäbe als Kleingeräte zur Haltungsschulung beitragen. Durch integrierte Ruhezonen, die in Form von Nischen mit Bäumen, Sträuchern und Pflanzen Platz für Entspannung und Ruhe bieten sollen, kann eine ausgleichende Komponente zu den Bewegungsaktivitäten geschaffen werden und Schulstress abgebaut werden. Als Ort für soziale Kontakte und Informationen dient ein weiterer abgetrennter Bereich den Grundschülern zum Austausch untereinander, der weiterhin als Pausenbrotplatz mit Essen und Trinken fungiert (vgl. WINKLER, 1999, S. 3). Hier kann Rückenschule und rückenfreundliches Verhalten durch lehnenfreie Sitzblöcke mit unterschiedlichen Sitzhöhen, die in Kreisform miteinander verbunden werden, integriert werden und den Grundschulkindern durch eine Informationspinwand zum Thema Rücken und Gesundheit Wissen vermittelt werden.

5.2.1.3 Darstellung der integrativen Maßnahmen zur rücken- und bewegungsfreundlichen Gestaltung der Verbindungswege und Flure

Eine weitere Arbeitsgruppe soll mit der Zuständigkeit der rücken- und bewegungsfreundlichen Gestaltung der Verbindungswege beauftragt werden und ungenutzte Zwischenräume zwischen Schulhof und Schulgebäude sowie zwischen den einzelnen Klassenräumen rücken- und bewegungsfördernd gestalten.

Im Sinne einer ganzheitlichen Integration von Rückenschule in das Schulprogramm sollten neben rücken- und bewegungsfreundlichen Elementen in den Klassenräumen und auf dem Schulhof zusätzlich Verbindungswege als Potentiale für Bewegung mit Rückenschule und Entspannung genutzt werden (vgl. KOTTMANN/KÜPPER/PACK, 2005, S. 56). Durch die integrierten Maßnahmen an allen Orten der Grundschule werden die Grundschüler dauerhaft mit der Thematik ihres Rückens in Verbindung mit Bewegung konfrontiert und dadurch ein verstärktes Bewusstsein für gesundheitsförderliche Maßnahmen geschaffen.

Tab. 8: Maßnahmen der Integration rücken- und bewegungsförderlicher Verhaltenweisen an den Verbindungswegen und in ungenutzten Zwischenräumen

Orte der Integration	Maßnahmen
VERBINDUNGSWEGE IM SCHULGEBÄUDE ZWISCHEN KLASSENRÄUMEN	• An Schulwänden aufgehängte Bewegungsposter zur selbständigen Übungsdurchführung und kindgerechte Informationsartikel zum Thema Rücken und Gesundheit • Bewegungszonen auf Fluren bzw. Bewegungsnischen (Sitzbälle für rückengerechtes Sitzen, Kleingeräte wie z.B. Therabänder zur Kräftigung, Stäbe zur Ausrichtung einer geraden Sitzhaltung)
RUHERÄUME/RUHIGE NISCHEN	• Entspannungszonen (Ausgelegte Matten mit Igelbällen, Entspannungsmusik)
SCHULGEBÄUDE	• Begrünung durch aufgestellte Pflanzen zur Förderung des Wohlempfindens • Schaffung von arbeitsplatzergonomischen Sitzecken

(Tab. modifiziert nach KOTTMANN/KÜPPER//PACK, 2005, S. 57f und HUNDD, 2003, S. 2)

Um die gesamte Grundschule in den Prozess der rücken- und bewegungsfördernden Maßnahmen zu integrieren, sollten neben den umgestalteten Klassenräumen und dem Schulhof auch innerhalb des Schulgebäudes Gestaltungsmöglichkeiten für eine Förderung des präventiven Bewusstseins der Kinder genutzt werden. Für die Förderung des Wohlbefindens der Grundschulkinder könnten Verbindungswege im Schulgebäude genutzt werden, um Randflächen am Gang und Fassaden innen und außen mit Pflanzen zu begrünen (vgl. HUNDD, 2003, S. 2). Eine Integration von rückenbewusstem Verhalten könnte durch speziell eingerichtete arbeitsplatzergonomische Sitzecken mit lehnenfreien Sitzblöcken und Sitzbällen geschaffen werden. Verbindungswege zwischen den Klassenräumen könnten einerseits für die visuelle Wissensvermittlung durch aufgehängte Bewegungsposter zur selbständigen Übungsdurchführung von Kräftigungs- und Dehnübungen für Körper und Rücken genutzt werden. Theoretisches Wissen könnte den Kindern andererseits durch kindgerechte Informationsartikel zum Thema Rücken und Gesundheit nahe gebracht werden. Dies könnte als Informationsquelle zur Vertiefung und Auseinandersetzung der Grundschulkinder mit ihrer eigenen Haltung und gesundheitsförderlichem Verhalten dienen. In Fluren und Nischen geschaffene Bewegungszonen könnten zu Bewegungsaktivitäten animieren. Hier sollten neben der Information des Bewegungsposters über den jeweiligen Bewegungszonen Sitzbälle und Stäbe zur Ausrichtung einer geraden Körperhaltung und Kleingeräte mit Therabändern zur Kräftigung des Körpers und Rückens bereitgestellt werden. Entspannungszonen könnten in Ruheräumen und in ungenützten Ruhenischen im Schulgebäude eingerichtet werden und als Ausgleich zu körperlicher Aktivität dienen (vgl. KOTTMANN/KÜPPER/PACK, 2005, S. 58). Ausgelegte Matten mit Igelbällen und Entspannungsmusik vervollständigen die Bedingungen für Entspannung.

5.2.2 Arbeitsgruppen im Handlungsfeld „Unterricht“

Im Handlungsfeld „Unterricht“ soll rücken- und bewegungsförderliches Verhalten aktiv sowohl im Klassen- als auch Sportunterricht integriert werden. Die Planung und Umsetzung der beiden Bereiche des Handlungsfeldes soll dabei von zwei Arbeitsgruppen durchgeführt werden.

5.2.2.1 Darstellung der integrativen Maßnahmen zur rücken- und bewegungsfreundlichen Gestaltung des Klassenunterrichts

Da die Unterrichtsstunden den Großteil der Zeit ausmachen, in der sich die Kinder an der Grundschule aufhalten, ist es notwendig, in den Unterricht gezielt Bewegungsaktivitäten zu integrieren. Dies soll im Folgenden anhand von Bewegungs- und Entspannungsphasen im Unterricht, anhand von Umsetzungsmöglichkeiten von rückengerechtem Verhalten im Klassenunterricht und anhand des „bewegten Lernens“ im Unterricht dargestellt werden.

Tab. 9: Maßnahmen der Integration rücken- und bewegungsförderlicher Verhaltensweisen in den Klassenunterricht

Integrationsbereiche	Maßnahmen
BEWEGUNSPAUSEN IM UNTERRICHT	• Kurze Kräftigungs- und Dehnübungen am Sitzplatz (Hals/Nacken, Schultergürtel, Brust, oberer Rücken, unterer Rücken) • Bewegungsübungen am Platz (z.B. mit Stuhl Umlaufen bzw. Überschwingen eines Beines)
ENTSPANNUNGSPHASEN IM UNTERRICHT	• Kurze Entspannungsphasen zur Förderung der Ausgeglichenheit und bei auftretenden Konzentrationsstörungen (z.B. Partnermassage mit Igelball, Durchführung der Entspannungsmethode progressive Muskelrelaxation)
RÜCKENGERECHTES VERHALTEN	• Hinweise zu rückengerechtem Sitzen durch Klassenlehrer (z.B. durch verschiedene Sitzmöglichkeiten mit vor Körper und seitlich von Körper befindlicher Rückenlehne oder Sitzbällen mit aktiv-dynamischem Sitzen) • Integration eines Stehpults in den Unterricht zur Entlastung der Bandscheiben durch Stehen
BEWEGTES LERNEN IM UNTERRICHT	• Fach Deutsch (z.B. Wörterspiele mit Finden eines Reimwortes oder Synonymes zu einem bestimmten Wort mit gleichzeitigem Zuwerfen eines Softballes zu Klassenkamerad) • Fach Mathematik (Aufzählen einer vorgegebenen Multiplikationsfolge mit gleichzeitigem Gehen durch Klassenraum und zum Ende der aufgezählten Multiplikationsfolge rückengerechtes Aufheben eines Gegenstandes vom Boden; Variation: Gehen rückwärts) • Fach Englisch (Geben von Bewegungsanweisungen von Seiten eines Schülers an seinen Mitschüler wie z.B. „sit down"/"lift your right foot"/"straight body")

(Tab. modifiziert nach KOTTMANN/KÜPPER/PACK, 2005, S. 30ff und Bewegte Schule Sachsen, http://sport.uni-leipzig.de/mueller/public_html/Bewegte_Schule/Bewegtes_Lernen/bewegtes_lernen.html)

Eine Möglichkeit, rücken- und bewegungsförderliche Verhaltensweisen in den Klassenunterricht zu integrieren, besteht in der Nutzung von Bewegungspausen im

Unterricht (vgl. KOTTMANN/KÜPPER/PACK, 2005, S. 33). Durch einfach durchzuführende Kräftigungs- und Dehnübungen kann nachlassender Aufmerksamkeit der Grundschüler entgegengewirkt werden und die Leistungsfähigkeit für den fortlaufenden Unterricht wiederhergestellt werden. Im Bereich des oberen Rückens und der Halswirbelsäule können gezielte Kräftigungs- und Dehnübungen für Brust, Schultergürtel und Hals mit Nacken zur Aufrichtung der Haltung führen, wodurch eine weitere Steigerung der Konzentrationsfähigkeit hervorgerufen wird. Durch unterstützende einfache Bewegungsaktivitäten am Sitzplatz mit Umlaufen des Stuhles oder Umschwingen eines Beines über Stuhl kann durch eine kurzfristige Ganzkörperbewegung der gesamte Körper mobilisiert und durch das Stehen die Wirbelsäule zusätzlich entlastet werden. Im Bereich der Entspannung können regenerative Maßnahmen im Klassenunterricht ergänzend Stress abbauen und die Ausgeglichenheit fördern (vgl. FISCHER/KEMPF, 1994, S. 30). Dies kann anhand der Partnermassage mit dem Hilfsgerät eines Igelballs oder der einzelnen Entspannung in Form der Entspannungsmethode der progressiven Muskelrelaxation in einfacher Form durchgeführt werden.

Als Multiplikator für die Grundschulkinder kommt dem Lehrer mit zwischenzeitlichen Hinweisen zur rückengerechten Haltung eine wichtige Rolle zu. Dadurch können die Schüler für eine dauerhafte Umsetzung einer geraden Körperhaltung sensibilisiert werden. Neben Hinweisen zu einer aufrechten Körperhaltung sollte der Klassenlehrer den Grundschülern bewusst verschiedene Sitzmöglichkeiten anbieten, um rückengerechtes aktiv-dynamisches Sitzen bei den Kindern zu fördern. Eine weitere den Rücken entlastende Form kann durch den aktiven Einbezug eines Stehpults erfolgen, an der die Grundschulkinder durch Stehen eine Alternative zum Sitzen haben.

Bewegtes Lernen hat eine besondere Bedeutung, da die Unterrichtstunden den größten Zeitanteil ausmachen, den die Schulkinder an der Grundschule verbringen und dadurch alle Kinder am besten für rücken- und bewegungsförderliche Verhaltensweisen erreicht werden können. Forschungsergebnisse einer zwischen 1996 und 2000 durchgeführten Untersuchung an vier Versuchs- und 3 Kontrollschulen in und um Dresden (Forschungsgruppe „Bewegte Schule in Sachsen") zeigen positive Effekte. So konnte bei den Grundschülern eine gesteigerte Freude am Lernen, die Vermeidung von Haltungskonstanz, ein positives Sozialverhalten und ähnliche erbrachte Schulleistungen im Vergleich zu Schülern ohne Engagement im „bewegten Lernen" festgestellt werden (vgl. hierzu auch Bewegte Schule in Sachsen, http://sport.uni-leipzig.de/mueller/public_html/Bewegte_Schule/Bewegtes_Lernen/bewegtes_lernen.ht ml). Beispiele für die Integration rücken- und bewegungsförderlicher Maßnahmen in die einzelnen Schulfächer im Klassenunterricht können obiger Tabelle entnommen werden.

5.2.2.2 Darstellung der integrativen Maßnahmen zur rücken- und bewegungsfreundlichen Gestaltung des Sportunterrichts

Der Schulsportunterricht ist als Bewegungsmedium innerhalb des Schulunterrichts zu nutzen, um die präventive Bedeutung gezielter Bewegungsaktivitäten und rückenfreundlicher Verhaltensweisen im Alltag eines Kindes zu verdeutlichen. Dies könnte durch die gezielte Integration rückenfreundlicher Verhaltenweisen in den Sportunterricht und die Aufklärung über die Bedeutung regelmäßiger Bewegung im Schulalltag erfolgen (vgl. KOTTMANN/KÜPPER/PACK, 2005, S. 38). Dabei sollte der Sportunterricht nicht mit der Leitidee der „bewegten Schule" in Konkurrenz geraten, sondern sich sinnvoll mit bewegungsförderlichen Maßnahmen ergänzen und Impulsgeber sein (vgl. MÜLLER, 1999, S. 225).

Tab. 10: Maßnahmen der Integration rücken- und bewegungsfreundlicher Verhaltensweisen in den Sportunterricht

Integrationsbereiche	Maßnahmen
RÜCKENSCHULE UND RÜCKENFREUNDLICHE VERHALTENSWEISEN IM SPORTUNTERRICHT	• Rückenfreundliches Aufwärmprogramm vor jeweiligem Schulsportprogramm (z.B. Mobilisationsübungen für den Rücken im Stehen) • Bereitgestellte Sitzbälle für rückenfreundliches Sitzen in den Erholungspausen zwischen den sportlichen Aktivitäten • In das Schulsportprogramm integrierte Rückenkräftigungsübungen
BEWEGUNGSERZIEHUNG UND BEWEGUNGSFÖRDERLICHE AKTIVITÄTEN	• Umsetzung der motorischen Fähigkeiten Koordination, Kraft und Beweglichkeit in den Schulsportstunden (z.B. Aufwärmübungen auf Vierfeldertafel, Kräftigung mit Therabändern, Mannschaftsspiele mit Überspringen einer Stabhürde) • Vertiefung des richtigen Sitzens in Theorie und Praxis (Theorie: Belastungsbild der falschen Sitzhaltung mit dessen Folgen; Praxis: Vermittlung von Kenntnissen einer geraden Sitzhaltung und praktische Möglichkeiten der Umsetzung mit Kompensationsmechanismen durch einfache Bewegungsaktivitäten)

	• Vermittlung der Wichtigkeit von Bewegung und der Bedeutung eines rückengerechten Alltags als Beitrag zur eigenen gesundheitlichen Prävention
PROGRAMME ZUR EIGENEN DURCHFÜHRUNG ZUHAUSE	• Sensibilisierung der Grundschüler für die Thematik Rücken und Gesundheit durch Bewegungshausaufgaben für zuhause (z.B. mitgegebener Handzettel mit Kräftigungs- und Entspannungsübungen, kindgerechter Informationsartikel über Bedeutung rückengerechter Haltung und Tipps zur Umsetzung) • Motivation zum Finden eigener Sport- und Bewegungsangebote nach Interesse in näherem häuslichen Umfeld (z.B. Sportverein, VHS, Kindersportprogramme)

(modifiziert nach KOTTMANN/KÜPPER/PACK, 2005, S. 38f und KLEINDIENST-CACHAY/TEUBERT/THIEL, 2006, S. 72f)

Der Schulsportunterricht sollte gezielt genutzt werden, um sich noch intensiver und detaillierter mit der Thematik Rücken und Gesundheit auseinanderzusetzen, um den Grundschülern ein tieferes Verständnis für die Wichtigkeit rücken- und bewegungsförderlicher Aktivitäten nahe zubringen und sie für die eigene Umsetzung noch stärker zu sensibilisieren.

Die Möglichkeiten der Integration rückenfreundlicher Verhaltensweisen und Rückenschule in den Sportunterricht können einerseits auf der Verhaltensebene durch rückenfreundliche Aufwärmprogramme und Rückenkräftigungsübungen realisiert werden. Andererseits können verhältnisorientierte Bedingungen durch bereitgestellte Sitzbälle geschaffen werden, die den Grundschulkindern zum rückengerechten Sitzen dienen.

Eine weitere wichtige Aufgabe kommt dem Schulsportunterricht mit der Bewegungserziehung und bewegungsförderlichen Aktivitäten zu. Dabei sollen einerseits Elemente der vorangegangenen fünfwöchigen Rückenschule mit den motorischen Fähigkeiten Koordination, Kraft und Beweglichkeit unter dem Aspekt der Vermittlung elementarer sportpraktischer Fertigkeiten in die Schulsportstunde integriert werden. Andererseits sollte das schulspezifische Belastungsbild ein Thema im Sportunterricht sowohl in der Theorie als auch in der Praxis sein. An dieser Stelle könnte eine vertiefende Auseinandersetzung mit den negativen Folgen der falschen Sitzhaltung stattfinden und die richtige Sitzhaltung geschult werden. Langes Sitzen könnte kompensatorisch in Form einfacher Bewegungsaktivitäten und statischer

Kräftigungsübungen im Bereich des Schultergürtels, des oberen Rückens und des Halses mit Nacken erfolgen. Begleitende Mobilisationsübungen im Bereich des Beckens und der Wirbelsäule könnten ergänzend durchgeführt werden. Eine bedeutende Rolle spielen die Sportlehrer bei der Vermittlung der Wichtigkeit sportlicher Bewegung und die Bedeutung eines rückengerechten Verhaltens an die Grundschulkinder. Hier kann durch die Fachkompetenz des Sportlehrers die Bedeutung der Rückenthematik und der Gesundheit den Grundschülern sachgerecht vermittelt werden und dadurch ein Beitrag zur eigenen gesundheitlichen Prävention geleistet werden.

Um die Grundschüler ganzheitlich in den Prozess der gesundheitlichen Prävention mit Haltungsschulung und Bewegungsförderung zu involvieren, sollten Bewegungshausaufgaben aus dem Sportunterricht die Grundschüler aktiv einbeziehen (vgl. KLEINDIENST-CACHAY/TEUBERT/THIEL, 2006, S. 72f). In der Sportstunde ausgegebene Informationshandzettel mit Kräftigungs- und Entspannungsübungen können den Schulkindern als Übungsanleitungen zur eigenen Durchführung zuhause dienen. Ergänzend dazu können kindgerechte Informationsartikel über die Bedeutung rückengerechter Haltung mit praktischen Umsetzungstipps die Kinder in ihrem Rückenbewusstsein sensibilisieren. Eine weitere Aufgabe von Bewegungshausaufgaben könnten auch die Suche entsprechender Bewegungsangebote im näheren häuslichen Umfeld in Gestalt von Sportvereinen, Volkshochschulen oder regelmäßig stattfindender Kindersportprogramme sein (vgl. KLEINDIENST-CACHAY/TEUBERT/THIEL, 2006, S. 73).

Den Sportlehrern kommt in der Integration von rücken- und bewegungsförderlichen Maßnahmen an der Grundschule über ihren Zuständigkeitsbereich des Sportunterrichts hinaus eine maßgebliche Rolle zu, da sie über ihre Fachkompetenz den richtigen Stellenwert von Sport und Bewegung einzuschätzen wissen (vgl. MÜLLER, 1999, S. 230f). Dies kann dazu beitragen, dass sie als zusätzliche Multiplikatoren gegenüber ihren Klassenlehrerkollegen die Wichtigkeit und Bedeutung der gesundheitlichen Prävention noch stärker hervorheben und dadurch den notwendigen Rückhalt für die Idee der Integration von Rückenschule in das Schulprogramm geben können.

6. Diskussion der Ergebnisse

Unter Betrachtung der heutigen epidemiologischen Daten zu Kinderhaltungsschwächen und –schäden ist in den letzten Jahren eine verstärkte Tendenz zu Kinderrückenschulen und Interventionsmaßnahmen im Bereich der Bewegungs- und Haltungsschulung an Grundschulen zu beobachten. Erfolgreiche Rückenschulprojekte an Grundschulen konnten in zahlreicher Form bestätigt werden (vgl. Netzwerk Opus NRW „Bildung und Gesundheit").

Die fünfwöchige dargestellte Rückenschule für Grundschulkinder schafft in der ersten Phase durch spielerische Vermittlung des Fachwissens in Kombination mit der Praxis ein auf die Bedürfnisse des Kindes zugeschnittenes Programm und berücksichtigt dadurch die besondere Bedeutung der kindlichen Entwicklung in der Phase des Grundschulalters. Die Vielseitigkeit des Rückenschulprogramms mit den Bewegungselementen aus dem Bereich Koordination, Kraft und Beweglichkeit schafft optimale motivationelle Voraussetzungen für die Grundschulkinder, da in dieser Altersklasse häufig ein besonderes Sportinteresse in Verbindung mit einer günstigen motorischen Lernfähigkeit vorhanden ist. Dabei wird durch das richtige zeitliche Verhältnis der Bewegungsphasen mit ruhigeren Phasen, in denen theoretisch-praktisches Wissen über rückengerechtes Verhalten vermittelt wird, eine optimale Balance zur Aufrechterhaltung der Konzentrationsfähigkeit der Kinder geschaffen.

Nach der Leitidee der „bewegten Schule" gestaltet sich die Integration rücken- und bewegungsförderlicher Maßnahmen in das Schulprogramm in der zweiten Phase hingegen schwieriger. In erster Linie ist die Gewinnung der Lehrer als Multiplikatoren für das Konzept eine besondere Herausforderung zu Beginn, da hier Überzeugungsarbeit geleistet werden muss. Die möglichen Abwehrargumente eines zusätzlichen Arbeits- und Zeitaufwands für die Lehrer durch die Integration von Bewegung und rückenfreundlichem Verhalten in die Grundschule könnten durch das Gegenargument eines langfristigen Nutzens einer verbesserten Schüler- und Lehrergesundheit und eines verbesserten Schulklima entkräftet werden. Die mangelnden finanziellen Ressourcen an Schulen stellen eine weitere Herausforderung dar, einschlägige Maßnahmen langfristig an der Grundschule umzusetzen. Die Chance der Finanzierung durch einen Schulsponsor als neuere Errungenschaft der letzten Jahre stellt eine gute Möglichkeit dar, zusätzliche finanzielle Fördermittel zu erhalten. Dies setzt im Vorfeld eine produktive Kommunikation zwischen Lehrern und Schulleitung voraus, zumal das Konzept von der gesamten Schulgemeinschaft getragen werden sollte. Wichtig ist zudem eine Kooperation zwischen Schul-Sponsor mit seinen wirtschaftlichen Interessen und der Schule mit ihrem pädagogischen Leitbild. Schwierigkeiten können dann auftreten, wenn eine vertraglich festgelegte Sponsoring-Konzeption im Vorfeld nicht genau festgelegt wurde, und sich die Interessen und Zielsetzungen zu stark zu einer Partnerseite hin verschieben. Wenn schließlich ein Schul-Sponsor gewonnen werden konnte, bleibt ein hohes Maß an Kommunikation zwischen Lehrern, Eltern und Schulleiter für die Integration rücken- und bewegungsförderlicher Maßnahmen in die Grundschule gefordert. Dies setzt eine hohe Leistungsbereitschaft der in den Arbeitsgruppen und der Steuergruppe mitarbeitenden Lehrer voraus und könnte deshalb bei weniger innovationsfreudigen Lehrerkollegen zu Problemen führen. Diese sollten von fortschrittlichen und veränderungsbereiten Lehrerkollegen bei der Konzipierung und Umsetzung der Maßnahmen ermuntert werden, damit eine möglichst breite, tragfähige Basis für die Integration von Rückenschule in das Schulprogramm gewährleistet ist.

7. Schlussfolgerung

Die Aufteilung der Integration des Rückenschulkonzepts in zwei Phasen stellt eine methodisch sinnvolle Möglichkeit dar, rückenfreundliche Verhaltensweisen in Verbindung mit Bewegung an einer Grundschule dauerhaft umzusetzen. Dies übersteigt aufgrund des gegebenen Langzeiterfolgs allzu kurzfristige Interventionen im Bereich der Rückenschule für Kinder, wie sie in vielen beispielhaften Projekten durchgeführt wurden und kann als nachhaltige Intervention bezeichnet werden. Eine Wirkungsvertiefung der in der ersten Phase durchgeführten fünfwöchigen Rückenschule könnte durch eine anschließende zweite Rückenschulprogrammreihe über einen externen Anbieter erfolgen. Ergänzende Rückenschulungen für Eltern und Lehrer könnten den Leitgedanken der rückenfreundlichen Grundschule erweitern und dadurch Rückenschule in Verbindung mit Bewegung als integriertes Element in der Grundschule professionalisiert werden. Mit diesem exemplarischen Rückenschulkonzept kann eine ausgewählte Grundschule als Modell für andere Grundschulen fungieren. Weiterführende Netzwerkarbeit verschiedener Grundschulen und der dabei entstehende lebendige Erfahrungsaustausch könnte Qualitätsstandards von Rückenschule an Kindern sichern und weiterentwickeln und durch Gesundheitszirkel in größerem Rahmen die Effizienz in der Zusammenarbeit gesteigert werden.

Auf diese Weise entstehende Gesundheitszirkel bieten Gewähr für ein prozesshaftes Qualitätsmanagement, das den Projektverantwortlichen Rückhalt und Zutrauen gibt und Erfolgserlebnisse bei allen Erziehungspartnern ermöglicht. Dadurch könnte Rückenschule zu einem festen Bestandteil des schulischen Erziehungsalltags werden in dem gemeinsamen Bewusstsein, dass ein gesunder Geist in einem gesunden Körper steckt („Mens sana in corpore sano“).

Der zivilisatorische Prozess der Technisierung des gesamten Lebens ist unaufhaltsam und verursacht physische Mobilitätseinschränkungen, die zu einer verminderten Leistungsfähigkeit führen. Wissenschaftliche Untersuchungen wie auch Lebenserfahrungen zeigen, dass die Beherrschung des eigenen Körpers, Beweglichkeit, Ausdauer und Widerstandsfähigkeit grundlegende Voraussetzungen sind für die Entwicklung eines positiven körperlichen Gesamtgefühls und die innere Balance des Menschen.

Auf das frühe Schulalter abgestimmte Rückenschulung kann Zivilisationsschäden vorbeugen, Mobilitätsdefiziten entgegenwirken und die Eigenverantwortlichkeit der Grundschulkinder für den eigenen Körper stärken.

8. Zusammenfassung

Die Möglichkeiten der Integration von rücken- und bewegungsförderlichen Maßnahmen in das Schulprogramm in Form eines Rückenschulkonzepts können in zwei Phasen wirksam dargestellt werden.

Die erste Anlaufphase kann dabei als Phase der Sensibilisierung der Schüler, Lehrer und Eltern für das Rückenschulkonzept betrachtet werden. Als Grundlage für die spätere Integration des Rückenschulkonzepts in die Grundschule sollen Elemente der durchgeführten fünfwöchigen Rückenschule aus der ersten Phase in die Handlungsfelder der Grundschule in der zweiten Phase integriert werden. Dabei werden Bewegungselemente aus den Bereichen der motorischen Fähigkeiten Koordination, Kraft und Beweglichkeit sowohl im Handlungsfeld „Unterricht" als auch zur Gestaltung des Schulhofs im Handlungsfeld „Schulraum" integriert. Das erlernte rückengerechte Sitzen im Rahmen der fünfwöchigen Rückenschule wird in das Schulprogramm und konkret in den Klassenunterricht integriert und erlerntes rückengerechtes Verhalten aus der ersten Phase fest in den Sportunterricht eingegliedert.
Die fünfwöchige Rückenschule wird in der ersten Phase von einem externen, auf Rückenschule spezialisierten Bewegungsanbieter durchgeführt und die Finanzierung im Wege eines Krankenkassenbeitrags für das Rückenschulprogramm gesichert bzw. unterstützt.
Die Integration des Rückenschulkonzepts in das Schulprogramm in Phase zwei erfolgt im Handlungsfeld „Schulraum" über die Integration von rücken- und bewegungsförderlichen Maßnahmen in die Klassenräume, den Schulhof und die Verbindungswege mit Fluren. Die rücken- und bewegungsförderlichen Maßnahmen im Handlungsfeld „Unterricht" werden im Klassen- und Sportunterricht umgesetzt. Die Integrationsmaßnahmen sollen von Arbeitsgruppen aus Lehrern, Eltern und Schülern umgesetzt und übergeordnet von einer aus Lehrern und Eltern bestehenden Sponsoring-Steuergruppe koordiniert werden. Die Evaluation der beiden Phasen erfolgt jeweils durch körperlich-orthopädische Untersuchungen.

Abbildungsverzeichnis

Tabellenverzeichnis

Literaturverzeichnis

Bewegte Schule in Sachsen: Bewegtes Lernen.
Internet:
http://sport.uni-leipzig.de/mueller/public_html/Bewegte_Schule/Bewegtes_Lernen/bewegtes_lernen.html

BÖS, K.: Motorische Kompetenzen, unverzichtbar für die kindliche Entwicklung. Gründungskongress Plattform Ernährung und Bewegung. 29.09.2004.

BREITHECKER, D.: Aktion Gesunder Kinderrücken – Bewegung macht stark. Präventivkonzept der Bundesarbeitsgemeinschaft für Haltungs- und Bewegungsförderung e.V. 2004.
Internet:
http://www.bag-haltungundbewegung.de/fileadmin/bag/binary/Akt_ges_Kinderruecken.pdf

Bundesarbeitsgemeinschaft für Haltungs- und Bewegungsförderung e.V. (BAG): Gehüpft wie gesprungen: Bewegung fördern – Unfälle vermeiden. Informationsmappe 2005: Für Lehrerinnen, Lehrer und andere Multiplikatoren.
Internet:
http://www.kindersicherheit.de/Infomappe2005.pdf#search=%22Informationsmappe%202005%20BAG%22

Bundesarbeitsgemeinschaft *SCHULE*WIRTSCHAFT: Themenfeld Schulsponsoring.
Internet:
http://www.schule-wirtschaft.de/die_themenfelder/themen-schulsponsoring/themen-schulsponsoring5/themen-schulsponsoring5.htm

BZGA Konzepte: Gesundheit für Kinder und Jugendliche. 2001.

BZGA Pressemitteilung: Hintergrundinformation Situation der Kindergesundheit in Deutschland. 07.04.2006.
Internet:
http://www.tutmirgut.net/img_duisburg/060407_Tutmirgut_PM_Infos.pdf#search=%22Hintergrundinformation%20Situation%20der%20Kindergesundheit%20in%20Deutschland%22

Deutscher Bundestag: Schulsport ist wichtiger denn je. Expertenanhörung zum Schulsport. 2000.
Internet:
http://www.sportunterricht.de/lksport/schulsport.html

DIENERT, M.: Bewegte Kinder – bewegter Schulhof. 2003.
Internet:
http://www.bewegteschule.de/pdf/kapitel1_1_1.pdf

FISCHER, J./ KEMPF, H.-D.: Haltungsschwächen korrigieren – Haltungsschäden vorbeugen, Rückenschule für Kinder. Rowohlt. Reinbek 1994.

FLOTHOW, A.: Neue Ergebnisse der evidence-basierten Evaluation. Institut für Gesundheitsmanagement, Hamburg. Aus dem Bundesverband der deutschen Rückenschulen (BdR) e.V. 2003.
Internet:
http://www.bdr-ev.de/pdf/Evidence-basierte-Evaluation.pdf

HUNDD, R.: Pausenhallengestaltung. 2003.
Internet:
http://www.bewegteschule.de/pdf/kapitel3_1_2.pdf

IKK-Bundesverband: Leitfaden Prävention. 2006.

KLEINDIENST-CACHAY, C./TEUBERT, H./THIEL, A.: Die „Bewegte Schule" auf dem Weg in die Praxis. Schneider. Baltmannsweiler 2006.

KOTTMANN, L./KÜPPER, D./PACK, R.-P.: Bewegungsfreudige Schule. Schulentwicklung bewegt gestalten – Grundlagen, Anregungen, Hilfen. Broschüre der Barmer, Bertelsmann-Stiftung und dem Gemeindeunfallversicherungsverband (GUVV). Westfalen-Lippe 2005.

LEHMANN, G.: Rückenschule für Kinder. Gräfe und Unzer. München 1998.

Medizin.de (Online-Magazin): Kinder-Rückenschule. Haltungsschäden frühzeitig entgegenwirken. 22.02.2005.
Internet:
http://medizin.de/gesundheit/deutsch/1440.htm

Ministerium für Schule, Wissenschaft und Forschung des Landes Nordrhein-Westfalen: Leitfaden Schul-Sponsoring. 2002.

MORSCH, A./PAPATHANASSIOU, V.: Konzepte und Strategien der Prävention: Setting-Ansatz. BA-Studienbrief 2005.

MÜLLER, C.: Bewegte Grundschule. Aspekte einer Didaktik der Bewegungserziehung als umfassende Aufgabe der Grundschule. Academia. Sankt Augustin 1999.

Netzwerk Opus NRW Bildung und Gesundheit.
Internet:
http://www.learn-line.nrw.de/angebote/gesundids/

Robert-Koch-Institut: Symposium zur Studie zur Gesundheit von Kindern und Jugendlichen in Deutschland. 25.09.2006.

Sachverständigenrat für die konzertierte Aktion im Gesundheitswesen: Bedarfsgerechtigkeit und Wirtschaftlichkeit. 2000/2001.

WINKLER, K.: Bewegte Schule – lebendiges Schulgelände. 1999.
Internet:
http://www.bewegteschule.de/pdf/kap4_3.pdf

ZIROLI, S.: Bewegung, Spiel und Sport an Grundschulen. Profilbildung – Theoretische Grundlagen und empirische Befunde. Band 15, Meyer & Meyer. Aachen 2006.

Anlage 1: Fragebogen zum Bewegungs- und Rückenverhalten der Grundschulkinder

1.) Wie oft pro Woche treibst du Sport?
O 1 x wöchentlich
O 2-3 x wöchentlich
O mehr als 3 x wöchentlich
O unregelmäßig
O Ich betreibe keinen Sport

2.) Wenn ja, welche Sportart betreibst du?

____

3.) Hattest du schon einmal Rückenschmerzen?
O ja
O nein

4.) Wie hast du im Unterricht in letzter Zeit hauptsächlich gesessen?
O Ich habe gesessen wie in Abbildung 1.
O Ich habe gesessen wie in Abbildung 2.

Abbildung 1

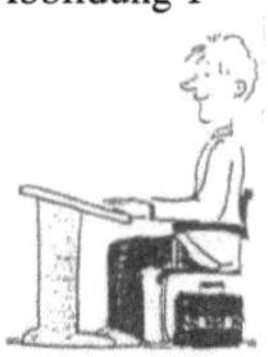

Abbildung 2

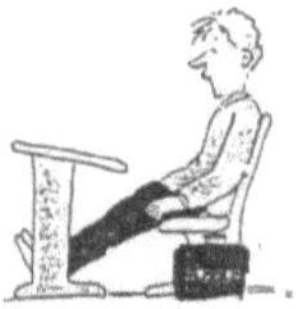

5.) Hast du einen Computer oder Fernseher zuhause?
O ja
O nein

6.) Wenn ja, wie oft sitzt du davor?
O jeden Tag
O 2-3 x wöchentlich
O 1-2 x wöchentlich

(modifiziert nach RADEMACHER, 2001, S. 128)

Anlage 2: Körperlich-orthopädische Untersuchung

1.) Alter: ______
2.) Konstitutionstyp:
   O leptosom
   O athletisch
   O pyknisch
3.) Haltungstyp:
   O normaler Rücken
   O Rundrücken
   O Flachrücken
   O Hohlrücken
   O Hohlrundrücken
4.) Schulterbeweglichkeit
   - Kreuzgriff (Abstand der Hände):
     O ____ cm bei rechtem erhobenem Arm
     O ____ cm bei linkem erhobenem Arm
5.) Wirbelsäulenbeweglichkeit
   - *Beweglichkeit der HWS*
     O Flexion/Extension ____/____ cm
     O Rechts-/Linksdrehung (in Normalstellung) ____/____ cm
     O Rechts-/Linksdrehung (in max. Vorneigung) ____/____ cm
     O Rechts-/Linksdrehung (in max. Rückneigung) ____/____ cm
     O Rechts-/Linksdrehung ____/____ cm
   - *Beweglichkeit der BWS*
     O Ottsches Maß: 30/____ cm
   - *Beweglichkeit der LWS*
     O Rückneigen ____ ° (Grad)
     O Seitneigen links/Mitte/rechts ____/0/____ °
     O Rotation ____/0/____ °
     O Schobersches Maß: 10/____ cm
     O Finger-Boden-Abstand ____ cm
6.) Muskelfunktionsdiagnostik
   - *Krafttest/Einstufung 0-5*
     (0 = keine Muskelanspannung; 1 = gefühlte Anspannung des Muskels ohne Bewegung; 2 = sehr schwache Muskelanspannung mit Aufhebung der Schwerkraft; 3 = schwache Muskelanspannung mit aktiver Bewegung gegen Schwerkraft; 4 = gute Muskelanspannung mit aktiver Bewegung gegen leichten Widerstand; 5 = normale Muskelanspannung mit aktiver Bewegung gegen starken Widerstand)
     O Bauchmuskulatur ____
     O Gesäßmuskulatur rechts/links ____/____
     O Rückenstrecker rechts/links ____/____
     O Schulterblattfixatoren rechts/links ____/____
   - *Dehnfähigkeit/Einstufung 0-3*
     (0 = nicht verkürzt; 1 = leicht verkürzt; 2 = mittel verkürzt; 3 = stark verkürzt)

(vgl. Deutsche Rentenversicherung Bund, Leitlinien zur Rehabilitationsbedürftigkeit bei Erkrankungen des Stütz- und Bewegungsapparates, 2003, S. 8)